全民健康科普丛书

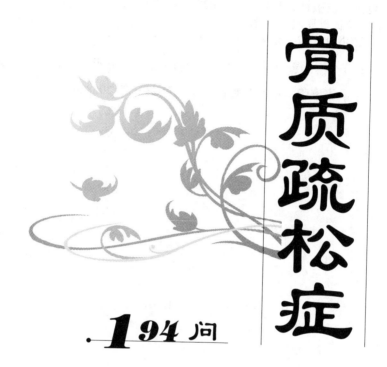

骨质疏松症

194问

全民健康科普丛书编写组　编著

中国协和医科大学出版社

北　京

图书在版编目（CIP）数据

骨质疏松症194问／全民健康科普丛书编写组编著. —北京：中国协和医科大学出版社，2023.12（2025.1重印）.

（全民健康科普丛书）

ISBN 978-7-5679-2305-8-01

Ⅰ. ①骨… Ⅱ. ①全… Ⅲ. ①骨质疏松-防治-问题解答 Ⅳ. ①R681-44

中国国家版本馆 CIP 数据核字（2023）第 205826 号

编　　著	全民健康科普丛书编写组
策划编辑	栾　韬
责任编辑	杨小杰
封面设计	邱晓俐
责任校对	张　麓
责任印制	黄艳霞
出版发行	中国协和医科大学出版社
	（北京市东城区东单三条9号　邮编100730　电话010-65260431）
网　　址	www. pumcp. com
印　　刷	三河市龙大印装有限公司
开　　本	710mm×1000mm　　1/16
印　　张	8
字　　数	100 千字
版　　次	2023 年 12 月第 1 版
印　　次	2025 年 1 月第 2 次印刷
定　　价	35.00 元

序

"全民健康科普丛书"的出版，可喜可贺！

有两点值得称道：

一，党和国家重视科学普及，把科学普及与科技创新同等对待。特别是医学科普，更是关系到"健康中国""人人健康"的大事。一定要把防病知识推广到群众中去，特别是农村中去。

我们通常说，让群众掌握科学，让群众掌握生命健康的主动权，也就在于此。医学科普重点是在防病知识的普及，我们所谓词"保健靠自己，看病找大夫"。把以后找我看病，变成找找医生看体"。这是一个非常的观念转化问题，也是医学普及的焦点和制高点。

其二，本书的出版，又再一次强调，一个医生除了临床诊治和研究以外，要重视科普工作，把它作为医生职责的组成部分。这是从我们这一辈医学家的起开始倡导，毕身尽力引的。林巧稚大夫住考教导我们："当病人出现了问题看找大夫，医生没职责之住了一大事！"这一至理名言说（体现）预防为主，又突出了科普的主家和切要。

我们向林巧稚大夫等等的学习，除了对知识和技术的渴望、对真理的追求和理智，对人的善良、同情和关爱以外，还有改善人与社会健害的智慧。人与社会的健康是靠科学普及来完成的。

一句似乎平常，但是很深刻的话，就是："如果你仅仅是个好医生，就还不是一个好医生。"医生与病人结合起来，科学与普及结合起来。这就是我们的方向，这就是发育大众、发展医学的方向。

是为序。

郎景和

二〇二三年十二月

序

"全民健康科普丛书"的出版，可喜可贺！

有两点值得称道：

其一，党和国家重视科学普及，把科学普及与科技创新同等对待。特别是医学科普，更是关系到"健康中国""人人健康"的大事。一定要把防病知识推广到群众中去，特别是农村中去。

我们通常说，让群众掌握科学，让群众掌握生命健康的主动权，也就在于此。医学科普重点在于防病知识的普及，我们强调"保健靠自己，看病找大夫"。把"医生找我看病，变成我找医生查体"。这是一个重要的观念转化问题，也是医学普及的焦点和制高点。

其二，本书的出版，又再一次强调，一个医生除了临床诊治和研究以外，要重视科普工作，把它作为医生职责的组成部分。这是从我们老一辈的医学家们就开始倡导，并身体力行的。林巧稚大夫经常教导我们："等病人出现了问题，再找大夫，医生的职责已经丢掉了一大半！"这一至理名言既体现了预防为主，又突出了科普的重要和必要。

我们向林巧稚大夫等前辈学习，除了对知识和技术的渴望，对真理的追求和理解，对人的善良、同情和关爱以外，还有改善人与社会健康的智慧。人与社会的健康是要靠科学普及来完成的。

一句似乎矛盾，但是很深刻的话，就是："如果你仅仅是个好医生，就还不是一个好医生。"医生与病人结合起来，科学与普及结合起来。这就是我们的方向，这就是关爱大众、发展医学的方向。

是为序。

郎景和

二〇二三年十二月

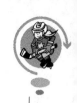

前　　言

　　2016 年 10 月，中共中央、国务院印发《"健康中国 2030"规划纲要》，提出"普及健康生活、优化健康服务、完善健康保障、建设健康环境、发展健康产业"五个方面的战略任务。党的十九大报告也进一步将"实施健康中国战略"纳入国家发展的基本方略，把人民健康提升到"民族昌盛和国家富强的重要标志"地位。这一系列决策，标志着健康中国建设进入了全面实施阶段。而医学科普，则是强化国民健康理念、提高全民健康素养、实现"健康中国"这一伟大战略目标的关键途径之一。

　　在当前信息时代背景下，公众获取信息的途径多样，且各类平台的"健康科普"信息良莠不齐，其专业性和科学性往往不能得到保障。因此，权威的医学科普不能缺位，对于大众健康知识的传播、健康素养的提升刻不容缓。在这样的大背景下，我们组织各临床专业的专家编写了这套"全民健康科普丛书"，旨在提供给大众专业、权威的科普知识，让大众可以放心地去读、安心地去学。

　　本套书紧密围绕人们日常生活最常见的一些疾病，由相关科室的医生精选了临床上病人常会问到的问题，涉及生理基础、发病原因、临床症状、检查手段、治疗方法、用药禁忌、日常注意事项等方方面面，作者用通俗易懂的语言，由浅入深地回答病人的疑问。通过阅读本系列丛书，可使大众对相关疾病有一个科学的、整体的认知，使未患病者能够防患于未然，引导已患病者能够科学治疗、早日康复。

病人疑问的搜集和整理不是一日之功、一人之劳，需要集思广益，感谢所有编者以及相关科室同仁对本套书编撰的大力支持。本书难免有疏漏之处，诚恳希望读者批评、指正。

全民健康科普丛书编写组

2023 年 9 月

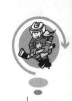

目　录

三　发生骨质疏松症的原因

四　骨质疏松症的临床表现

七　骨质疏松症的防治药物

骨质疏松症

194问

八　继发性骨质疏松症

九　骨质疏松症患者的护理与康复

十　骨质疏松症患者饮食指导

附 录 A 高钙食疗方

一

了解我们的骨骼

 1. 正常成人骨骼可以分成哪几类？

　　正常成人身体由 206 块骨组成，骨与关节共同构成骨骼，构成人体的支架。骨骼按形态可分为长骨、短骨、扁骨、不规则骨和含气骨五类。

　　（1）长骨呈长管状，分布于四肢，在运动中起杠杆作用。

　　（2）短骨形似立方体，分布于承受压力较大且运动较复杂的部位，如腕骨和跗骨。

　　（3）扁骨呈板状，主要构成颅腔、胸腔和盆腔壁，保护腔内的器官，如颅骨保护大脑，肋骨和胸骨保护心和肺，骨盆保护子宫和膀胱等。

　　（4）不规则骨如椎骨和颞骨，外形不规则。

　　（5）含气骨是指一些含有空腔的骨骼，主要是产生共鸣和减轻重量，如上颌骨、额骨和筛骨等。

 2. 骨骼有哪些作用？

　　骨作为一种特殊的坚硬结缔组织，主要发挥对人体的支持和保护作用，并与关节软骨、韧带连接起来与肌肉组织一起构成复杂的运动系统；作为人体内主要的无机盐来源，骨在维持人体钙平衡方面也发挥重要作用；此外，骨还具备一定的内分泌和免疫调节功能。

3. 骨组织是如何形成的?

骨组织的形成主要有两种方式:膜内成骨和软骨内成骨。

膜内成骨是在某些特定骨骼形成的部位,没有软骨形成作为过渡,由未分化间充质细胞直接形成骨组织的过程。膜内成骨主要是颅骨、面颅、部分锁骨和下颌骨的主要形成方式,也参与中轴骨和四肢骨的形成与改建过程。

软骨内成骨是在由未分化间充质细胞预先形成的软骨雏形的基础上,软骨逐渐被替换为骨组织的骨化形式,长骨、短骨和部分不规则骨均通过此种形式生成。骨骼长度的增加主要取决于软骨内成骨过程,主要是四肢、脊柱骺软骨生长板处软骨细胞增殖和分化的结果。

4. 骨组织是由什么组成的?

骨组织由细胞外基质和细胞组成。骨的基质包括有机基质和沉积其中的无机矿物质,其最大特点是有大量的钙盐沉积。

(1)有机成分:骨的有机基质中95%是Ⅰ型胶原,另有5%为蛋白多糖、脂质(特别是磷脂类)和其他非胶原蛋白。胶原是一种结晶纤维蛋白原,被包埋在含有钙盐的基质中。胶原的功能是使各种组织和器官具有强度和结构的完整性,1mm直径的胶原可承受10~40kg的力。蛋白多糖类占骨组织有机物的4%~5%,由一条复杂的多肽链组成。软骨基质中主要成分为硫酸软骨素。脂质占骨组织有机物不到0.1%,主要为游离脂肪酸、磷脂类和胆固醇,在骨生长代谢过程中发挥一定的作用。

(2)无机成分:骨基质中的无机物占骨骼干重的65%~75%,其中95%是固体钙和磷,其他矿物质包括镁、钠、钾和一些微量元素。无机物的主要成分是磷酸钙盐和碳酸钙盐,含少量的钠、镁和氟化物，多数以羟磷灰石晶体的形式存在，这结晶大都沉积在胶原纤维中，结晶沿纤维长轴呈平行排列，呈现出很强的抗压性能，使骨骼具有坚硬的机械性能。

5. 什么是皮质骨和松质骨？

按照其内部结构，骨骼分为皮质骨和松质骨。皮质骨又称密质骨，维持骨质坚硬、致密，主要由紧密排列的骨单位（又称哈弗斯系统）构成，主要分布在长骨骨干和其他类型骨的表面。长管骨的骨皮质较厚，扁骨和不规则骨的骨皮质较薄。松质骨呈海绵状，由互相交织的骨小梁排列而成，遍布于骨的内部，主要存在于椎体、长骨两端和肋骨等处。骨小梁数量及密度与骨骼代谢和承受的压力有关，当骨质疏松和骨骼不承受压力时，骨小梁的数量会减少。

6. 骨是如何钙化的？

骨的钙化是指无机盐有序地沉积于有机质内的过程。首先是骨胶原基质的形成，继之通过成核作用，在多种物质如磷酸酶、蛋白多糖、黏多糖和其他离子的作用下，钙和磷相结合形成羟基磷灰石 $[Ca_{10}(PO_4)_6(OH)_2]$，并沉积于胶原纤维的特定部位。在骨的钙化过程中，甲状旁腺素、降钙素和维生素 D 也参与调节，提供适宜的血钙、磷浓度。

7. 骨组织有哪些生理活动？

骨骼在经历胚胎期和出生早期的发生及发育完成后，骨组织的生理活动主要体现在生长、塑建和重建三个方面。伴随成年后的衰老，骨骼组织的生理功能下降，骨微结构发生破坏，骨量逐渐丢失，严重的可导致骨质疏松的发生。

 8. 骨骼是如何生长的?

儿童和青少年骨骼的生长主要发生在长骨两端干骺端生长板区域,伴随生长板软骨细胞发生软骨内成骨过程,骨组织逐渐延长。生长板软骨依据软骨细胞的状态分为四个区域:静止区、增殖区、肥大前区和肥大矿化区,静止区软骨细胞在多种信号通路的精确调控下,先后增殖、成熟分化,最后发生细胞凋亡或转分化为骨系细胞,促进长骨生长。

 9. 什么是骨骼的塑建?

骨骼在生长过程中,不同部位为了适应不同承载而进行的骨骼形态的塑造,一般是由于骨内膜面的骨吸收和骨外膜面新骨的沉积所致。典型的骨塑建过程包括3点。

（1）管状骨骨干的增粗。

（2）干骺端的塑形,指在生长过程中原本较宽的干骺端演变成较窄骨干的过程。

（3）头顶骨的变厚、表面积增加和曲度减少。

骨塑建和以下要介绍的骨重建都涉及成骨细胞和破骨细胞的活动,但表现形式有所不同。塑建往往是在不同表面上发生的骨吸收和骨形成过程,而重建是在同一个表面上发生的具有循环周期的骨吸收和骨形成。

 10. 什么是骨骼的重建?

一旦骨骼的生长和构型完成,骨骼还需要重建来改变其内部结构。骨重建是指去除局部的旧骨代之以新骨。骨重建可以防止骨骼老化，增加骨密度。它是成熟的骨组织的一种替换机制，可预防骨组织疲劳损伤的积累，保持骨生物力学功能，并有助于矿物质的稳定。该过程极为复杂，并受多种因素调节。骨重建是由骨重建单位来完成，一次典型的骨重建包括起始、活化、吸收、形成和矿化五个期。

11. 骨组织中的细胞可分为几类？

骨组织中含有三种细胞，即骨细胞、成骨细胞和破骨细胞。它们在骨的形成、发育、成长、修复等方面发挥重要作用。

12. 什么是成骨细胞？

成骨细胞（osteoblast）是骨细胞的前体细胞。由间充质未分化细胞沿着成骨细胞谱系发育而成，聚集在骨质表面负责骨基质的合成、分泌和矿化，是骨形成的主要功能细胞。成骨细胞在骨形成过程中要经历增殖、基质成熟、基质矿化和凋亡四个阶段。

13. 什么是骨细胞？

骨细胞（osteocyte）是由成骨细胞分化而来，是构成成熟骨组织结构的主要功能细胞。当新骨基质钙化后，成骨细胞被包埋在其中，此时细胞的合成活动停止，胞质减少，逐渐分化为骨细胞。骨细胞能产生新的细胞外基质，使骨组织钙、磷沉积和释放处于稳定状态，以维持血钙平衡。骨细胞通过旁分泌作用对骨吸收和骨形成都起作用，是维持成熟骨新陈代谢的主要细胞。

14. 什么是破骨细胞?

破骨细胞(osteoclast)是起源于造血系单核吞噬细胞系统,由单核前体细胞分化融合形成巨大的多核细胞。破骨细胞是骨吸收的主要功能细胞,在骨发育、生长、修复及重建中都具有重要作用。破骨细胞寿命约为4周,当破骨细胞附着于骨表面时,细胞发生极化,贴近骨面的细胞膜形成刷毛样突起,分泌大量盐酸、半胱氨酸蛋白酶、胶原酶、酸性磷酸酶等物质,降解骨的无机成分和有机成分,在骨吸收中发挥重要作用。

15. 骨的血液供应是如何进行的?

不同种类的骨血管分布不同。长骨的动脉供应包括滋养动脉、干骺端动脉、骺动脉及骨膜动脉,其中滋养动脉提供50%~70%的供血量。滋养动脉穿入髓腔后向两侧骨端分支,与骨骺动脉及干骺端动脉的分支形成吻合,同时在骨髓腔内形成内骨膜网,再发出穿支进入骨皮质,与骨膜动脉的分支或毛细动脉形成吻合。而长骨的静脉则首先回流到骨髓的中央静脉窦,然后再经与滋养动脉、骺动脉和干骺端动脉伴行的静脉出骨。不规则骨、扁骨和短骨的动脉则来自骨膜动脉和/或滋养动脉。在临床上遇到长骨干骨折需手术治疗时,应注意保护滋养动脉和骨膜,以免影响骨折愈合。

16. 骨骼里有神经吗?

骨骼与机体其他任何组织一样,也是有神经支配的。骨的神经纤维有两类,一是内脏传出纤维,多伴滋养血管进入骨内分布于血管周围,调节血管功能,刺激及调节骨髓造血。二是躯体传入纤维,主要分布于骨膜、骨内膜、骨小梁及关节软骨深面，对牵张刺激最敏感，如骨膜的神经分布丰富，当产生骨脓肿、骨肿瘤或骨折时常引起剧烈疼痛。

 ## *17.* 激素对骨有什么影响？

有许多激素参与骨的代谢过程，如甲状旁腺素、降钙素、性激素、肾上腺皮质激素、甲状腺素、生长激素等。其中以前两种作用最大。

甲状旁腺素由甲状旁腺分泌，其主要作用是升高血钙，降低血磷，通过增加肾小管对钙的重吸收，减少对磷的重吸收，促进骨的重建过程，维持血浆钙的正常水平等。甲状旁腺素对骨的作用主要表现为促进骨吸收。甲状旁腺素的分泌受血钙、降钙素和维生素 D 的影响。

降钙素由甲状腺的滤泡旁 C 细胞分泌，这种分泌过程受多种因素影响，比较明确的是血钙浓度和甲状旁腺素水平。当血钙升高时降钙素分泌增加以降低血钙，维持血钙正常水平。降钙素对骨的作用主要是直接抑制骨吸收。它抑制破骨细胞的活性，减少其数量，同时促进成骨过程，使骨钙释放减少，血钙被摄取进入新形成的骨质中，从而降低血钙。

此外，雌激素通过降钙素间接抑制破骨细胞的活性，直接作用于成骨细胞促进骨形成；雄激素、生长激素可促进骨的生长和发育；甲状腺素则可促进骨吸收的过程；肾上腺糖皮质激素则可减少成骨细胞数量，抑制骨胶原形成，并通过对维生素 D 的作用而减少肠道钙的吸收，增加肾脏钙的排泄。

18. 哪些酶与骨的关系密切？

酶是机体各种生命过程化学反应的催化剂，同样，它与骨代谢也有密切关系，而其中最重要的是磷酸酶。碱性磷酸酶除骨外，还来源于肝肾、小肠、胎盘等组织，而骨来源的碱性磷酸酶（alkaline phosphatase，ALP）主要由成骨细胞和软骨细胞产生。ALP 是反映骨形成的指标，它参与骨有机质的形成，在骨矿化部位参与磷离子的形成，后者与钙离子结合形成骨盐，还可参与骨盐结晶的形成。此外，焦磷酸酶、腺苷三磷酸（adenosine triphosphate，ATP）酶也参与骨的矿化过程。而酸性磷酸酶则是反映骨吸收的指标，来源于破骨细胞的酸性磷酸酶，因有不受酒石酸抑制的特性，故又称抗酒石酸酸性磷酸酶，其活性反映破骨细胞功能。

19. 哪些维生素与骨代谢有关？

在维生素中与骨骼关系最密切的是维生素 D。最重要的维生素 D 有两种形式，即维生素 D_2（骨化醇）和维生素 D_3（胆骨化醇），前者是麦角固醇经紫外线照射后产生，后者是 7-脱氢胆固醇经紫外线照射后产生。维生素 D 可以促进肠道钙、磷的吸收，减少肾脏对钙、磷的排泄，可促进新骨形成、钙化，又可促进骨中钙游离入血，使骨盐不断更新。

除维生素 D 外，维生素 A 和维生素 C 也与骨代谢有关。维生素 A 为脂溶性维生素，可从食物中摄取，在体内可以促进成骨细胞功能活跃。维生素 C 则可促进胶原蛋白的形成、骨的矿化等。

骨质疏松症基本知识

20. 骨质疏松症是怎么回事？

根据世界卫生组织对骨质疏松症（osteoporosis，OP）的定义，它是以骨量减少、骨组织微结构破坏为特征，导致骨脆性增加和骨折风险增加为特征的代谢性骨病。其病理特点是单位体积内的骨量降低，而骨矿物质与骨基质的比例正常或基本正常。骨质疏松症是临床上常见的代谢性骨病综合征。

21. 骨质疏松症有什么危害？

骨质疏松症是世界上发病率、死亡率最高，医疗费用消耗最大的疾病之一。研究显示，50 岁左右的男性和女性在一生中患骨质疏松性骨折的可能性分别为 13.1% 和 39.7%，尽管男性的发病率低于女性，但男性髋部骨折后的死亡率为 21%，高于女性的 8%。据世界卫生组织预测，到 2050 年我国骨质疏松性骨折将达到 600 万例，相应的医疗费用可达每年 254 亿美元。中国国家卫生健康委员会 2018 年 10 月 19 日在北京发布的首个中国骨质疏松症流行病学调查结果显示：我国 65 岁以上人群骨质疏松症患病率达到 32.0%，其中男性为 10.7%，女性为 51.6%。骨质疏松症致残率较高、治疗周期较长、治疗费用高昂，给患者家庭和社会带来沉重的负担。

22. 为什么骨质疏松症不易被察觉？

医学界称骨质疏松症是一个"静悄悄的流行病"，是因为该病在发生骨折前往往无疼痛或其他症状，实际上已开始在人体内逐渐发展，直到发生了脊柱、髋部和腕部的骨折才被察觉。因此，有人称之为"寂静的杀手"。具有易患骨质疏松症因素的人群，尽管尚无症状或还未发生骨折，也应进行骨密度检查或早期开始预防骨的丢失。

23. 骨质疏松症可分为哪些种类？

骨质疏松症按病因及发病机制分为原发性和继发性两型，原发性骨质疏松症又可分为绝经后骨质疏松症（Ⅰ型）和老年性骨质疏松症（Ⅱ型）两型。绝经后骨质疏松症一般发生在妇女绝经后 5 ~ 10 年，老年性骨质疏松症一般指老年人 70 岁后发生的骨质疏松症。

继发性骨质疏松症是指可以找到明确病因的骨质疏松症，临床上以内分泌与代谢病、结缔组织病、肾脏疾病、消化系统疾病和药物因素等病因多见。原发性骨质疏松症的患者临床上常合并继发骨质疏松症或存在相关危险因素。

24. 如何区别骨质疏松症、佝偻病、骨软化症？

骨质疏松症与佝偻病、骨软化症都属于代谢性骨疾病。骨质疏松症是一种以骨量减少为特征的代谢性骨疾病。这里所说的骨量减少是指骨的矿物质和骨基质等比例减少，骨的脆性增加，易于折断。这有别于佝偻病（儿童）与骨软化症（成年人）。佝偻病与骨软化症是骨的矿化障碍，骨的矿物质减少，而骨基质无改变，骨质变软，易于弯曲、变形。

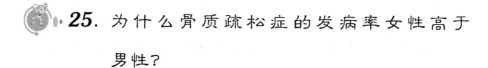

25. 为什么骨质疏松症的发病率女性高于男性？

　　在人的一生中，随着年龄增长，到了中晚年都有骨量丢失，但男女之间引起骨量丢失的因素不同，骨量丢失的程度也不同。男性骨量丢失的主要因素是细胞、器官的老化与功能衰退。这种老化与功能衰退是缓慢发生的，因而骨量的丢失也是缓慢的，不存在快速骨丢失期，丢失骨量的程度也相对轻些，直至 70 岁左右，累积丢失的骨量达到一定程度后，才发生骨质疏松。女性骨量丢失主要与内分泌的变化有关，特别是与雌激素水平下降关系更为密切。女性绝经期后，体内雌激素水平明显下降，伴随发生的是骨量的快速丢失。女性的这种骨量快速丢失持续 5 ～ 10 年，年丢失率为 1.5% ～ 2.5%。快速的大量骨量丢失使骨质变得疏松，发生骨质疏松的比率于是明显升高。据统计，我国 65 岁以上人群骨质疏松症患病率男性为 10.7%，女性为 51.6%。

26. 原发性骨质疏松症与继发性骨质疏松症有何区别？

　　原发性骨质疏松症一般是由于中老年以后骨量丢失超出生理阈值而出现的病理现象（青年特发性骨质疏松症例外）。它不依赖于其他疾病而独立发生，是由内分泌变化与衰老所致。

　　继发性骨质疏松症是由于患有其他疾病的过程中伴随发生的骨量丢失，如甲状腺、甲状旁腺、肾上腺疾病，糖尿病，肾脏疾病，血液病，胃肠疾病，风湿病，肿瘤，卵巢切除，氟中毒等。某些药物（如糖皮质激素）和肢体失用也会引起继发性骨质疏松。继发性骨质疏松的发生无年龄限制，临床上除骨质疏松的表现外，还有原发疾病的表现，治疗的重点是原发病。

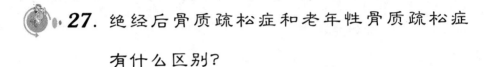

27. 绝经后骨质疏松症和老年性骨质疏松症有什么区别？

绝经后骨质疏松症的发病因素主要是雌激素缺乏，骨吸收破坏有所增加，主要受影响的是松质骨，因此，以椎体骨折和前臂骨折为多见。

老年性骨质疏松症的主要发病因素是随着年龄增长除性激素减少的因素外，还有肾功能生理性减退的因素，导致皮质骨和松质骨两者都受影响，因此，除椎体和前臂骨折外，还容易有股骨上端部位骨折。

28. 国内髋部骨折的发生率高吗？

髋部骨折是最严重的一种骨折，发生髋部骨折后 1 年之内 15%～20%的患者由于各种并发症而死亡，存活的 50%致残，行动不便，生活质量大大降低，给家庭和社会带来沉重的负担。据估计，全世界有 1/3 的髋部骨折发生在亚洲，预计到 2050 年，亚洲的髋部骨折将增至全世界的一半以上。由于中国是人口大国，髋部骨折的总人数必然相当可观，给人们带来的健康损失也是巨大的。

三

发生骨质疏松症的原因

29. 骨质疏松性骨折的主要决定因素是什么？

　　骨质疏松性骨折的主要决定因素有两方面，一方面是骨峰值，另一方面是骨丢失速率。如果获得理想满意的骨峰值，提示将来发生骨质疏松和骨折的机会少、时间晚；相反骨峰值较低，则以后发生骨质疏松和骨折较为多见，出现年龄也较早。骨量丢失速率慢，发生骨质疏松的时间会迟些，而骨量丢失速率快则容易发生骨质疏松。

30. 什么是骨峰值，如何获得理想的骨峰值？

　　骨峰值是指人一生中所获得的最大骨量，一般出现在 20~40 岁，髋部的骨峰值出现较早，椎体的骨峰值出现较晚，后者多在 30~40 岁。骨峰值的高低与许多因素有关。不同的种族骨峰值有区别。黑种人高于白种人，白种人高于亚洲黄种人。不同地区人群的骨峰值也有区别，我国南方高于北方。不同性别骨峰值也不同，女性骨峰值一般较男性低。出现这些差别除遗传因素外，还与生活环境、饮食习惯及饮食结构等因素有关。饮食中钙的含量高，有充足的维生素 D，年日照时间长，以及经常运动都有利于高峰值骨量的形成。骨峰值的高低与骨质疏松症的发病有关。骨峰值高说明机体内骨量储备大，对骨量丢失的代偿能力强，骨质疏松的发生得以延缓或者减轻。因而，从儿童时期起就应重视日光浴与经常运动，多摄入富含钙质的食物，从而提高峰值骨量，这对于预防骨质疏松症的发生是很有意义的。

31. 骨质疏松症与遗传因素相关吗？

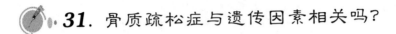

骨质疏松症是否与遗传因素有关，是近年来引起人们广泛兴趣的问题。越来越多的研究表明，骨质疏松症有强烈的家族倾向性，有骨质疏松症家族史的妇女患骨质疏松症的概率明显高于无骨质疏松症家族史的妇女，且发病年龄早、病情重。此外，如果双胞胎（尤其是同卵双生）之一患有骨质疏松症，往往另一个也患有本病。大量研究还表明，白种人妇女较黄种人妇女易患骨质疏松症，而黄种人妇女又较黑种人妇女易患骨质疏松症。种种研究证据表明，骨质疏松症的发生不仅与环境因素相关，也与遗传因素密切关联。

总之，遗传因素的研究对骨质疏松症的发病机制、预防、治疗均有重要意义。

32. 如何自我评估得骨质疏松症的风险？

以下是国际骨质疏松基金会推荐的骨质疏松风险自测题，请如实回答是或否：

（1）父曾被诊断有骨质疏松症或曾在轻摔后骨折？

（2）父母中一人有驼背？

（3）母实际年龄超过60岁？

（4）是否成年后因为轻摔后发生骨折？

（5）是否经常摔倒（去年超过1次），或因为身体较虚弱而担心摔倒？

（6）40岁后的身高是否减少超过3cm？

（7）是否体重过轻？体质量指数（bodymass index，BMI）小于19kg/m^2？

（8）是否曾服用类固醇激素连续超过 3 个月？

（9）是否患有类风湿关节炎？

（10）是否被诊断甲状腺功能亢进或甲状旁腺功能亢进、1 型糖尿病、克罗恩病或乳糜泻等胃肠疾病或营养不良？

（11）女士回答：是否在 45 岁或以前停经？

（12）女士回答：除妊娠、绝经或子宫切除外，是否曾停经超过12 个月？

（13）女士回答：是否在 50 岁前切除卵巢又没有服用雌/孕激素补充剂？

（14）男性回答：是否出现过勃起功能障碍、性欲减退或其他雄激素过低的相关症状？

（15）是否经常大量饮酒（每天饮用超过 2 个单位的乙醇，相当于啤酒 500ml、葡萄酒 150ml 或烈性酒 50ml）？

（16）目前有吸烟习惯或曾经吸烟？

（17）每天运动量少于 30 分钟（包括做家务、走路和跑步等）？

（18）是否不能食用乳制品，又没有补充钙剂？

（19）每天从事户外活动时间是否少于 10 分钟，又没有补充维生素 D？

上述问题，"是"越多，发生骨质疏松症的风险越大。建议进行骨密度检查或骨折风险评估工具（fracture risk assessment tool，FRAX）进行风险评估。

33. 钙与骨质疏松症有何关系？

钙是维持人体正常活动必不可少的重要物质之一。骨骼中的无机物质主要是钙，其次是磷，钙以羟磷灰石和磷酸钙的形式沉积于骨细胞周围的骨基质中，维持着骨的正常生理活动与骨的坚固性。

钙缺乏及钙代谢紊乱与骨质疏松症的发病有关。钙是骨骼生长、发育的基本要素，钙缺乏会影响骨基质钙化，影响骨形成。统计资料表明，摄钙量高的人群骨质疏松症的发病率低于摄钙量低的人群。人的一生中，从胎儿时期起就保持足够的钙摄入量，可以提高峰值骨量。峰值骨量高，骨储备多，对中老年以后骨量丢失的缓冲力增加，使骨量减少保持在阈值以上，从而延缓骨质疏松的发生时间，或减轻其程度。中、老年以后继续保持高钙摄入量，及时补充因骨吸收而造成的骨钙不足，对防治骨质疏松症的发生仍然有益。

 34. 为什么绝经后雌激素缺少会引起骨质疏松症？

雌激素对骨代谢的影响主要是抑制骨吸收，对骨吸收的抑制作用是间接的，可能与以下机制有关：

（1）降低骨对甲状旁腺素的反应，减少骨吸收。

（2）增加 1α 羟化酶的活性，1, 25 双羟维生素 D 生成增加，促进肠钙的吸收。

（3）促进降钙素的分泌，从而抑制破骨细胞的活性。

（4）已证实成骨细胞有雌激素的受体，使成骨细胞骨形成功能增强，并间接抑制破骨细胞的骨吸收功能。

（5）通过胰岛素样生长因子、转化生长因子等增加骨形成。

绝经后和老年性骨质疏松症都有雌激素缺乏引起骨吸收增加，肠钙吸收障碍，降钙素分泌减少，骨形成减少并对破骨细胞的抑制作用减弱，造成骨量丢失增加。

从绝经过渡期开始，每年平均骨量丢失率 1%～3%，甚至 5%，持续 5～10 年，接着骨量相对稳定，丢失较少 10～20 年，70 岁后随着老龄又有骨量加速丢失。

35. 老年性骨质疏松症是怎样形成的？

老年性骨质疏松症多见于男性，高龄妇女也可发生。老年性骨质疏松症主要是由于细胞、组织、器官的老化与功能衰退，特别是肾功能衰退所致。肾脏功能衰退影响肾脏中 1α 羟化酶活性，影响肾脏中 $1,25(OH)_2D_3$ 的生成，影响肠钙吸收；加之肠本身吸收功能衰退，进一步影响肠钙吸收，形成负钙平衡，血钙下降，刺激 PTH 分泌，骨吸收增加。另外，成骨细胞功能衰退，骨形成减少，骨吸收大于骨形成，于是发生骨质疏松。这是老年性骨质疏松症的主要发病环节。老年人皮肤中维生素 D 原减少，皮肤中维生素 D 原转变为维生素 D_3 的能力下降，加之老年人日晒不足，使内生性维生素 D 减少；老年人食欲下降，钙摄取不足；以及运动不足等因素都影响钙平衡，是发生老年性骨质疏松症的次要因素。

36. 吸烟是引起骨质疏松症的危险因素吗？

烟草中含有一种能使体内雌激素水平降低的物质，使雌激素产生减少，降解加速。吸烟的妇女体形较瘦且易于早绝经。因此，吸烟是骨质疏松症的危险因素。

37. 过量饮酒容易引起骨质疏松症吗？

酒精对骨骼有毒性作用，过量酒精会损害肝脏，减少 25 羟维生素 D 和 1,25 双羟维生素 D 的生成，影响肠道对脂肪、维生素 D、钙剂等营养物质的吸收。同时，酒精作用于成骨细胞，抑制骨形成，有损骨骼的健康。饮多少酒会对骨骼产生毒性作用尚未确定。过量饮酒后人的步行和平衡能力降低，容易摔倒和骨折。老年人由于肝脏对酒精的代谢能力减弱，容易喝醉，因此，绝经后妇女和老年人都应限制饮酒量。

38. 过量饮用咖啡容易引起骨质疏松症吗？

咖啡、茶、可口可乐等饮料中含有咖啡因，过量摄入，有轻度的利尿作用，饮用后会增加尿量，随之增加尿钙排出，粪钙排出也增多，容易患骨质疏松症。如长期饮用咖啡，每天2杯以上，而又未补充钙剂则需注意。简单的纠正办法是每天喝一杯奶来补充过多丢失的钙。如喝茶或咖啡时同时吃肉，再喝一杯牛奶还有助于食物中铁、锌和镁等物质的吸收。

39. 早绝经的女性容易发生骨质疏松症吗？

中国妇女绝经的平均年龄为49.5岁，40岁以前绝经者称为早绝经。女性一生中，峰值骨量低于男性，进入绝经前期，骨量开始丢失，进入绝经期后，骨量迅速丢失，尤其是绝经后3~5年，以每年超过1%的速度丢失骨量，直至65岁左右，骨量丢失速度变慢，至80岁时，骨量丢失约50%，其骨密度值处于骨折阈值以下。早绝经的女性，由于机体雌激素水平过早低落，而雌激素缺乏虽然不是绝经后骨质疏松症的唯一发病因素，但却是最主要的因素。因而早绝经女性发生骨质疏松症的风险性显著高于自然绝经妇女。

40. 为什么瘦小的女性容易患骨质疏松症？

女性的胖瘦主要是脂肪组织量有所不同，脂肪组织内有睾丸酮，它通过芳香化作用转化为雌激素。胖的女性脂肪组织多，雌激素水平较高，瘦小的女性脂肪组织少，雌激素水平较低。因此，瘦小的女性容易患骨质疏松症。

41. 为什么缺少运动易患骨质疏松症？

适量运动，尤其是负重运动，可以增加骨峰值，减少及延缓骨量丢失。因为运动产生高水平机械力直接作用于骨，促进骨形成和增加骨强度。另外，运动可使肌肉发达，肌肉对骨组织也有机械力的作用，肌肉发达则骨骼粗壮、骨密度高，可有效保护骨骼免受骨折。因此，缺少运动易患骨质疏松症，适量运动对人一生都重要，因青春期前和青春期是骨发育的关键时期，该时期提倡加强负重运动。

四

骨质疏松症的临床表现

 42. 骨质疏松症常见的临床症状有哪些？

　　骨质疏松症在出现临床表现和并发症前有很长一段潜伏期，该过程可长达几十年，当骨量逐渐降低至骨骼无法承受日常机械压力时，即会发生脆性骨折。骨质疏松症本身包括疼痛、脊柱畸形、骨折三大症状。年龄增长和女性停经会引起全身性骨骼骨量降低，骨量降低明显的部位包括胸腰椎、肋骨、股骨近端、肱骨近端和桡骨远端。骨质疏松症最常见的并发症为椎体压缩骨折。

43. 骨质疏松症患者会有哪些异常体征？

　　体征是指某种疾病客观检查到的病态表现。骨质疏松症患者最常见的体征是脊柱弯曲变形（即大家常说的驼背）。这些患者由于经常腰背疼痛、负重能力降低、双下肢乏力，身体多处于前倾状态，以减轻脊柱的负重。骨质疏松症患者还常常有椎体压痛，多见于胸段、腰段椎体、髋关节外侧及胸廓，压痛部位常伴有叩击痛。如果骨质疏松性骨折愈合欠佳，骨折两端骨骼对位、对线不良，有可能发生肢体弯曲畸形。骨痛、骨骼畸形、体位异常及肢体乏力还可以导致患者体态及步态异常、活动协调性差。

44. 骨质疏松症患者为什么会感觉腰酸背痛？

骨痛是骨质疏松症最为常见的症状之一，发生率高达80%。骨质疏松症患者常感腰背酸痛或周身酸痛，这是因为患者骨的负荷增加时，疼痛加重或活动受限，由于骨的负重能力减弱，活动后常导致肌肉劳损或肌肉痉挛，严重时可出现翻身、起坐及行走困难，剧烈疼痛往往提示已经发生了脆性骨折。

45. 骨质疏松性骨痛应与哪些疾病鉴别？

骨质疏松症患者常有骨痛，但并非骨痛一定是由骨质疏松症所引起，许多疾病均可有骨痛症状。因此，我们在诊断骨质疏松症时应该与下列疾病相鉴别。

（1）恶性肿瘤骨转移：肿瘤细胞可以转移至骨骼，直接浸润破坏骨组织，还可以分泌甲状旁腺素相关肽等激素，加快骨溶解。骨质破坏、骨膜受累、骨组织血运异常均可导致骨痛。恶性肿瘤的骨痛部位常常固定于肿瘤浸润或转移部位，疼痛进行性加重，难以控制。多伴有贫血、消瘦、脊髓或神经根压迫症状，以及原发肿瘤的症状，其预后较差。

（2）其他代谢性骨病：甲状旁腺功能亢进症、骨软化、佝偻病、畸形性骨炎、低磷抗维生素D性软骨病等代谢性骨病均可有骨骼疼痛症状。原发性甲状旁腺功能亢进可有全身多部位骨痛，多发骨折、反复多发性泌尿系结石、血尿，生化检查示高钙血症、低血磷、高尿钙尿磷排量、血碱性磷酸酶及甲状旁腺素水平升高。影像学检查可见全身多部位骨质疏松、骨膜下吸收、骨骼畸形及纤维囊性骨炎等表现。其他代谢性骨病，这里不再一一详述。

（3）免疫系统疾病：许多免疫性病可以有骨关节疼痛，如类风湿关节炎、红斑狼疮、干燥综合征等。免疫病多见于年轻女性，骨关节疼痛的同时常伴有关节肿胀变形，并且有皮疹、脱发、口腔溃疡等其他表现，化验检查提示红细胞沉降率增快、多项免疫指标异常，免疫抑制剂治疗有一定疗效。

（4）感染性疾病：某些感染性疾病，如风湿热急性感染期，可发生全身性炎症反应，表现为骨骼疼痛，但这些疾病常常有细菌、病毒等病原体感染的情况，伴有发热、全身不适，化验检查显示红细胞沉降率增快、血常规异常、C反应蛋白阳性、血培养阳性等异常，随着感染的控制，骨骼疼痛可有所减轻。

46. 椎体压缩骨折（脊柱后凸畸形）有什么症状？

早期椎体压缩骨折约有2/3患者是无症状的，椎体骨折发生的重要线索为身高降低和脊柱后凸畸形。身高丢失超过4cm的患者脊柱骨折风险明显增加。1/3椎体压缩骨折患者有急性背部疼痛史，往往发生于站立、弯腰、举重物等日常活动中，这些活动骨质正常情况下不足以导致骨折发生。背部突发性疼痛严重限制脊柱活动，起立、坐下、咳嗽、打喷嚏和用力排便等动作都会使疼痛加重，卧床休息放松身体对症状起到缓解作用。重度骨质疏松椎体压缩骨折可单发或多发，最常见于胸腰交界处（如 $T_{11} \sim T_{12}$ 至 $L_1 \sim L_3$ 的椎体）。

椎体压缩骨折的数量与骨密度相关，骨矿物质丢失越多，椎体压缩骨折发生率越高。脊柱胸腰段椎体压缩骨折可出现神经根压迫症状，表现为沿前方肋缘方向的放射性疼痛。约30%患者在脊柱胸腰段存在慢性疼痛、钝性疼痛、心前区痛、特定姿势疼痛等症状，由于每节段椎体塌陷都会导致脊柱后凸加重，患者身高变矮，这一系列改变都是骨质疏松症晚期的表现，可伴有胸闷、气短、呼吸困难甚至发绀、肺活量、肺最大换气量下降，极易并发上呼吸道和肺部感染。胸廓严重畸形会使心排血量下降。严重的骨质疏松伴多个椎体压缩骨折甚至可以出现低位肋骨与髂嵴接触的表现，症状严重者需要采用经皮椎体成形术，恢复椎体高度，纠正或者减轻脊柱后凸畸形，从而减轻疼痛症状。

47. 为什么说骨质疏松症导致的骨折后果很严重？

骨质疏松症多由于四肢骨折的发生才受到重视。常见四肢骨折包括股骨近端骨折、肱骨近端骨折、桡骨远端骨折。股骨近端骨折发病率随着年龄增加而增加，在 65～75 岁人群中发病率最高。

严重骨质疏松合并髋部骨折通常发生于摔倒后臀部着地，骨折部位多位于股骨颈或转子间。髋部骨折的特点是：①骨折后 1 年内的死亡率高，可达 50%。幸存者多伴活动受限、生活自理能力丧失。长期卧床加重骨量丢失，常因并发感染、心血管病或慢性衰竭而死亡。②骨坏死率及不愈合率高。股骨颈囊内骨折由于解剖原因，骨折部位承受的扭转及剪切应力大，影响骨折复位的稳定性，不愈合率高；骨折后股骨头因缺血易造成股骨头坏死。③致畸致残率高。髋部转子间骨折常留有髋内翻、下肢外旋、缩短等畸形，影响下肢功能。④康复缓慢。高龄患者体能恢复差，对康复和护理有较高要求。

五

如何诊断骨质疏松症

48. 骨质疏松症的诊断程序是怎样的？

  骨量减少是骨质疏松症的特征，常规 X 线摄片不仅可以发现其他骨病变，还可以帮助判定骨密度的变化，是必不可少的诊断手段之一。骨密度测量可以更确切地反映骨量变化，是诊断骨质疏松症最主要的检查方法。生化检查对骨质疏松有诊断与鉴别诊断意义，不能忽略。上述 X 线片检查、骨密度测量与血生化检查都是无创性检查，至于骨组织活检则不能列为常规。虽然骨组织活检通过骨形态学与骨形态计量学观察能更准确判定是否发生骨质疏松，但这种检查是有创性的，临床应用的机会不多，更多的是应用于实验研究中。

  总之，诊断骨质疏松症要经过问诊、查体、X 线片检查、骨密度测定、生化检查后，综合分析，确定被检者属于骨量正常、骨量减少，还是骨质疏松。若最终确定为骨质疏松症，则应进一步鉴别是原发性还是继发性骨质疏松。

49. 普通 X 线平片在骨质疏松诊断中的作用是什么？

  普通 X 线平片检查是一种传统的、简单易行的骨质疏松症检查方法，虽然近年来骨密度测量较之 X 线片检查更确切，更有意义，但 X 线片检查仍不能偏废，仍然有其诊断价值，故应作为常规检查手段之一。X线片检查与骨密度检查结合起来，互相印证，可提高骨质疏松症诊断的准确性。有些骨质疏松症患者，早年腰椎曾有骨质增生，这些患者骨密度测量可能造成假象，此时，若结合 X 线片观察是否有骨萎缩，则可以纠正骨密度测量时的假象，从而得出确切诊断。从 X 线片上无论皮质骨、骨端松质骨和脊柱骨都能协助判断骨密度是否异常，是否有骨质疏松，但通常都是以胸腰椎椎体骨质的变化为判断标准。

50. 测量骨密度在骨质疏松诊断中的作用是什么？

骨质疏松症的病理基础是骨量减低，骨组织微细结构受到破坏，因而骨的脆性增加，易于发生骨折。因此，测量骨密度是目前广泛使用的骨质疏松诊断方法。通过测定骨密度可以了解骨量是否减低及减低的程度，从而引起患者的重视，及早予以预防和治疗，防止骨折发生。另外，通过定期检查骨密度，可以了解骨量丢失的速度，并判定各种预防和治疗措施的效果。

51. 常见的测量骨密度的方法有哪些？

当前，随着医疗科技的发展，骨密度测量方法的发展较快。目前临床上常见的用于骨密度测量的方法主要有下列几种。

（1）单光子吸收法（single photon absorptiometry，SPA）。

（2）双光子吸收法（doual photon absorptiometry，DPA）。

（3）双能 X 线吸收法（doual energy X-ray absorptiometry，DEXA）。

（4）定量 CT（quantitatire computed tomography，QCT）。

（5）超声波检查法。

（6）磁共振检查法。

52. 单光子骨密度测定仪是如何测量骨密度的？有哪些优缺点？

单光子骨密度测定仪为 20 世纪 60 年代发展起来的骨密度测量技术，20 世纪 80 年代引入我国。国内已有多个厂家能够生产，使用最为普遍。一般多用于测量前臂桡、尺骨中远端 1/3 交界部的骨密度值，可用于普查骨矿含量，并用于骨质疏松治疗前后骨密度变化的监测。单光子吸收法使用放射性核素作为发射源，可释放出 γ 射线，通过计算 γ 射线经过被检测组织后的衰减率，同已知密度的标准体进行比较校准，即可将衰减值转换成骨矿含量或密度。为消除测量部位软组织厚薄不均的干扰，在测量时须用水囊包裹被测部位。

单光子骨密度测定仪的优点是：①测试桡、尺骨中远端 1/3 交接部时，具有理想的重复精度。②照射剂量低。③国内已生产，价格便宜，便于普及应用。目前根据我国国情，SPA 仍被认为是一种诊断骨质疏松症的手段，可用于正常人群骨矿含量普查及骨代谢疾病的筛查。

单光子骨密度测定仪的缺点是：①无法分别测量小梁骨及皮质骨。测量桡、尺骨中远 1/3 交接部时，主要反映了皮质骨的密度，测量结果几乎不包括代谢活跃的小梁骨。另外，尽管可以测量小梁骨成分较多的桡骨末端，但因定位困难，该部位小梁骨含量的不均质性，均使测量精度很不理想。②对以小梁骨为主体的跟骨骨矿值的测量尚有争议。③无法测量含有不恒定厚度软组织的部位（中轴骨、髋部及全身骨）。④须使用水囊以便校正软组织厚度差异造成的影响。

53. 双光子骨密度测定仪是如何测量骨密度的?

双光子骨密度测定仪使用两种不同能量的放射性核素作为放射源。其原理是基于组织对不同能量放射源的衰减值不同。无论软组织或骨骼,低能量射线束的衰减在骨与软组织之间的差异要比高能量射线束明显。将这两种衰减形式代入数学公式计算,则可单独计算出骨成分的衰减情况。它的优点是可用于测量脊柱骨、髋骨及全身骨。

54. 双能 X 线骨矿测定仪是如何测量骨密度的?

双能 X 线骨矿测定仪是目前用于骨质疏松诊断、骨折危险度评价及治疗效果监测的重要手段。它的优点是:①与双光子骨密度测定仪相比,检查时间缩短。②不存在放射衰变。③图像清晰度高。④测量准确度与精确度高。⑤放射剂量低,仅为胸片的 1/30,QCT 的 1/100。测量部位可以包括腰椎、股骨近端、全身及其他部位,如前臂骨与跟骨。

55. 定量 CT 测量骨密度有哪些优缺点?

定量 CT(QCT)是唯一通过测量各部位骨在三维空间分布上的骨密度而获得真实骨密度的方法。QCT 测量可应用于全身各部位。目前 QCT 的种类有单能 QCT、双能 QCT、周围骨 QCT 三种。

QCT 的优点:①可以将皮质骨和松质骨完全分离,单独测量小梁骨的变化。②不受体内重叠高密度的影响。③可以定量测定。④除骨密度资料外,还可提供被检层面的结构状况,并通过结构分析定量监测小梁骨结构变化和判定骨折。QCT的缺点：①放射剂量较大。②对复杂结构测量不方便。③精度及准确性有待提高。④扫描时间有待缩短。

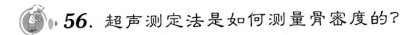

56. 超声测定法是如何测量骨密度的？

超声骨质测量仪已应用于临床，这种测量方法有三个参数：①超声波传导速度（SOS），它是超声波穿过骨的速度，反映了骨的弹性和密度。②宽波段超声振幅衰减（BUA）。③超声波传导速度和宽波段超声振幅衰减的结合参数超声强度。

超声骨质测定仪的优点是无放射性，价格相对低廉，易于携带，有良好的敏感性。它的缺点是：超声参数与骨量、骨弹力特性的不确定关系，周围软组织的影响，以及物理作用等问题仍有待于进一步研究解决。

57. 上述几种骨密度测量方法如何选择？

骨密度测量仪的选用可参考下列原则：

（1）要求敏感性高，应以中轴骨为测量部位，因为中轴骨是以小梁骨为主体，骨量丢失首先在小梁骨，测量时，宜选用DEXA或QCT。

（2）若考虑排除周围组织重叠的影响，应选用QCT。

（3）为了减少放射剂量对人体的影响，可选用DEXA与SPA。

（4）测量全身骨密度，选用DEXA。

（5）要求快速测出结果，选用DEXA和SPA。

（6）要求价廉，能够普及推广应用，作正常人群骨矿含量普查及骨代谢疾病的过筛检查，可选用SPA。

58. 骨质疏松症的诊断标准是什么？

1994 年世界卫生组织制定了白种人妇女骨质疏松症的诊断标准，分为正常、低骨量或骨量减少、骨质疏松症及严重骨质疏松症。正常为骨密度（BMD）或骨矿含量（BMC）在正常青年人平均值的 1 个标准差（1SD）之内，骨量减少为 BMD 或 BMC 低于正常青年人平均值的 1~2.5SD，骨质疏松症为 BMD 或 BMC 低于正常青年人平均值的 2.5SD，严重骨质疏松症为 BMD 或 BMC 低于正常青年人平均值的 2.5SD，伴有 1 个或 1 个以上骨折。

59. 腰椎有骨质增生会不会影响骨密度？

在用双能 X 线吸收法测量不同年龄人群的正位腰椎骨密度时，发现 70 岁以上年龄组老年人的骨密度值偏高，这是由于年龄增大时出现一些退行性病变，如椎体骨质增生、腰椎小关节病变、椎体周围韧带钙化及主动脉壁的钙化等因素影响了骨密度的测定数值，使之出现假性增高。因此，建议 70 岁以上年龄组的人最好通过测量前臂、跟骨、髋部和腰椎侧位骨密度来了解骨量变化的真实情况。

60. 老年患者如何了解腰椎的骨密度？

为避免老年患者腹主动脉钙化、椎间盘和韧带钙化及腰椎小关节退行性变、骨质增生等对腰椎骨密度测定值的干扰，可以采用双能 X 线吸收法测量侧位腰椎骨密度，或用定量 CT 进行腰椎骨密度的测量。

61. 已骨折部位能否做骨密度检查？

已骨折的椎体由于压缩变形，测量的骨密度数值会增高；而前臂、髋部骨折处也可由于骨痂形成或骨折愈合后结构改变，影响骨密度的测定值，妨碍医生的诊断，故在测定时最好避开骨折部位，如测量另一侧前臂和髋部，分析时不将骨折椎体的骨密度值计算在内。

62. 骨密度低就一定是原发性骨质疏松症吗？

骨密度测定通俗的说法就是检测骨矿盐的含量，它仅仅是一个定量测定，而不能作为定性病因诊断，发现骨密度降低时，必须结合患者临床表现及各项血、尿生化等其他检查指标，排除一些可使骨密度减低的疾病，如实性肿瘤溶骨性骨转移、多发性骨髓瘤、骨软化、甲状旁腺功能亢进症及其他一些可以导致继发性骨质疏松症的疾病，包括慢性肝肾疾病、甲状腺功能亢进、类风湿关节炎、强直性脊柱炎、性腺功能减退症、皮质醇增多症等。

63. 孕妇为什么要测骨量？孕妇适合用什么
方法测量骨密度？

妊娠、哺乳期妇女由于胎儿及哺乳的需要，体内的钙大量被消耗，骨钙被动员，如不及时补充钙剂则导致骨量明显减少，使不少妇女在妊娠和分娩后的一段时间内出现腰背疼痛等反应。因此，在妊娠及哺乳期内监测骨量，可了解其丢失情况，指导钙及维生素 D 制剂的治疗，减少量的丢失。

由于孕期妇女需避免接触各类放射线，而单光子吸收仪、双能 X 线吸收仪及定量 CT 等骨密度检查均有射线，不适用于孕妇。近年来发展的定量超声技术可测定骨的状况，且无放射线，可用于了解孕妇的骨量和骨强度。

64. 什么是骨组织计量学？

骨组织形态计量可直观地观察和分析骨骼形态和骨动力学改变，已被用于各种骨病发生、发展、诊断和治疗的研究。它是对骨骼进行活检，获得骨标本，通过对标本中各成分进行分析，获得骨重建过程的定量描述。

65. 骨组织计量学检查能解决哪些问题？

骨组织形态计量学可以测量骨骼内部的微结构形态，通过测定骨形成率，可以推断骨骼的内部代谢过程。通过重组技术，还可以推测目前正在进行的骨代谢过程的量和率。骨组织形态计量学可用于对骨骼的基础研究和临床治疗研究中。可帮助解决诊断问题：可疑骨软化症的诊断、肾性骨营养不良的分类、伴有钙和维生素 D 代谢异常的骨量减少、儿童的遗传性骨病及对某种治疗疗效的评价。

66. 骨组织计量学检查时，进行骨活检安全吗？

骨组织检查本身较安全，不需要特殊设备，能在门诊进行，它是在局部麻醉下，利用内径为 $0.6\sim0.8cm$ 的柱体粗针在髂前上棘处获得骨组织。理想的活检方法应该容易到达活检的骨骼，破坏性小，操作简便，并发症少，活检的骨块质量和数量皆有保证，患者痛苦少。标本量需足够组织形态计量学分析。

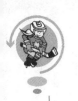

六

如何防治骨质疏松症

67. 骨质疏松症的治疗目标是什么？

骨质疏松症是以骨量减少、骨的微细结构破坏导致骨脆性和骨折危险性增加为特征的代谢性骨病。骨质疏松症是骨吸收与骨形成偶联失调，骨吸收大于骨形成的结果。骨量减少伴随骨的显微结构改变，骨的力学强度下降，首先发生显微骨折，引起骨痛；最终，在轻微外力作用下，发生骨质疏松性骨折。针对上述问题，骨质疏松症的治疗目标是：

（1）减少骨量的进一步丢失。

（2）增加骨量。

（3）减轻骨痛。

（4）降低骨折的危险性。

68. 治疗骨质疏松症的方法有哪些？

目前，常用的骨质疏松症的治疗方法包括药物治疗、物理疗法、运动疗法、营养疗法与外科疗法五类。这五类治疗方法有各自的适用范围，医生会根据患者不同的病情进行选择。

69. 如何使用药物治疗骨质疏松症？

针对骨质疏松症患者骨吸收与骨形成偶联失调，治疗骨质疏松的药物分为三大类。①骨吸收抑制剂，以减少骨量的进一步丢失：雌激素、降钙素、双膦酸盐、异丙氧黄酮都属于这一类。②骨形成促进剂，以增加骨量，包括氟化物、维生素 K、甲状旁腺素、雄激素、生长激素等。③骨矿化促进剂，促进骨钙沉着，增加骨量，这类药物有维生素 D 与钙剂。

对于尚不能诊断为骨质疏松症，但已出现骨量减少倾向者，药物治疗有预防意义。已明确诊断为骨质疏松症者，药物治疗是必不可少的治疗手段。系统、合理用药，可以增加骨密度，减轻骨痛，降低骨折发生率。

关于骨质疏松症的药物防治，我们将在第七章进行更如详细的讨论。

70. 运用物理疗法、运动疗法、营养疗法如何治疗骨质疏松症？

物理疗法、运动疗法、营养疗法对所有骨质疏松症的患者都是必须的。

（1）物理疗法：包括日光浴、紫外线照射等。物理疗法可以增加机体内源性维生素 D 的含量，从而促进肠钙吸收。

（2）运动疗法：运动在生长发育期能促进骨的生长，提高峰值骨量。到了中老年适度的运动可延缓或减少骨量丢失。运动的强度因人而异，要与机体的总体健康水平，各器官的功能状况，特别是与心脏的功能状况相适应，过度运动显然是不利的。就减少骨量丢失而言，轻微的运动量无效，运动强度要略大一些，以选择徒步行走的运动方式为宜。

（3）营养疗法：对于中老年骨质疏松症患者，要特别强调营养疗法的重要性。营养疗法主要是补充蛋白质、维生素及微量元素，其中维生素 D、维生素 C、维生素 K、钙及磷的补充最重要。中国人的膳食结构以谷类和蔬菜为主，含钙量偏低，且不容易吸收，因而中国人普遍存在钙缺乏。到了中老年，体内需钙量增加，男性每日需钙1000～1200mg，女性1200～1500mg，钙缺乏就更为突出，钙的补充也就更加重要。要多食用含钙量高的食物，如牛奶、奶制品、鱼类（特别是海鱼）、豆类、蛋类、芝麻等。

71. 哪些骨质疏松症患者需要外科疗法治疗？

发生骨质疏松性骨折的患者需要外科治疗。骨质疏松性骨折多发生于脊椎骨、髋部与腕部（股骨颈骨折、股骨转子间骨折、桡骨下端骨折）。根据骨折的具体情况，采用内固定法或外固定法。采用内固定时，要考虑到骨质疏松性骨折与中青年骨折的不同特点，对内固定物与内固定方法加以改进。此外，配合药物疗法，以减少骨量的进一步丢失，对于促进骨折愈合是有利的。

72. 老年骨质疏松症发生骨折的风险有多大？

老年骨质疏松症的发病率（年龄>60岁）：男性14.6%，女性61.8%。美国的统计资料显示，轻微损伤造成的骨折在老年人群中占有很大比例，老年人骨质疏松性骨折的发生率：男性15.6%，女性23.5%。肱骨近端占75%，桡骨远端占50%，髋部（股骨颈和转子间）占80%，胫骨及踝部占60%。世界卫生组织预测2050年全球妇女的髋部骨折将有一半发生在亚洲地区。既往有骨折病史的患者，再次骨折的风险增加1倍。

73. 骨质疏松性骨折的治疗原则是什么？

骨质疏松性骨折的外科治疗目的是在治疗骨质疏松的基础上，复

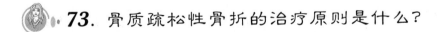

位、固定骨折，以恢复骨折部位的功能。治疗方法分为非手术和手术两种，由于患者年龄和机体耐受性等因素限制，同时需要考虑以下因素后作出选择：①预期生存年限。②是否有利于预防及降低并发症。③是否有利于康复和提高生活质量。④骨折部位、类型、骨质量和医疗技术条件。⑤能够坚持骨质疏松症的药物治疗，预防再次骨折。

如果选择手术治疗，需遵循下列原则：①充分进行全身和局部情况对手术耐受性的评价，积极进行调整，减少术后并发症，降低病死率。②手术方法选择以简便、安全、有效为原则，尽量缩短手术麻醉时间，减少术中出血量。③以功能恢复和组织修复为主，不强求解剖复位。

74. 骨质疏松性脊柱骨折的治疗原则是什么？

脊柱是骨质疏松性骨折最为常见的部位，其中85%有疼痛等症状，而15%可无症状。脊柱骨折损伤很轻或无明显外伤病史，容易误诊为腰部劳损或漏诊。由于胸腰段脊柱活动度大，又是脊柱应力集中的部位，此部位的骨折约占整个脊柱骨折的90%。

脊柱骨折的治疗：骨质疏松性脊柱骨折有手术和非手术两种治疗方法，应根据病情合理选择。如有脊髓、神经根压迫和脊柱失稳性严重压缩性骨折时，可考虑手术减压，并选用内固定术。但由于骨质疏松，内固定物易松动，容易产生并发症。在治疗骨折的同时，应积极治疗骨质疏松症。

75. 什么是经皮椎体成形术？

经皮椎体成形术（percutane-ous vertebroplasty，PVP）是经皮通过椎弓根或椎弓根外向椎体内注入聚乙酰丙烯酸甲酯（pol-methyl-methacrylate，PMMA，又称骨水泥），以达到增强椎体强度和稳定性，防止塌陷，缓解腰背疼痛，甚至部分恢复椎体高度的一种微创脊柱外科技术。1984 年，Dermond 和 Galibert 在法国首次实施 PVP 并获得成功。在美国。PVP 已成为骨质疏松性椎体压缩骨折诱发疼痛的标准治疗手段。目前国内很多大型医疗机构也在广泛应用该技术治疗椎体塌陷及椎体压缩骨折、椎体肿瘤、骨髓瘤等疾病，并取得了良好的效果。

76. 什么是球囊扩张椎体后凸成形术？

球囊扩张椎体后凸成形术（percu-taneous kyphoplasty，PKP）是 PVP 的改良与发展，经皮向病变椎体内导入可膨胀式骨球囊，充分扩张后使压缩骨折椎体恢复高度并形成空腔，注入骨水泥后使椎体刚度及强度增强，从而重建脊柱稳定性，矫正后凸畸形，达到缓解疼痛，改善患者生活质量的新技术。

77. PVP 和 PKP 技术的原理是什么？

（1）骨水泥聚合时产热使椎体痛觉神经末梢坏死。

（2）加强椎体强度，增加椎体微骨折的稳定性。

（3）单体的毒性作用，也可能减轻疼痛。

（4）手术恢复了受损椎体的高度，从而减轻压缩骨折所致的椎体高度减小，椎间关节不稳及椎间孔变小所导致椎旁和腰骶部疼痛。

78. PVP 和 PKP 技术治疗骨质疏松性椎体压缩骨折有什么优点？

PVP 和 PKP 技术治疗骨质疏松性椎体压缩骨折的优点是：

（1）镇痛效果好，起效快，短时间内缓解患者痛苦，恢复正常生活。

（2）可增强压缩椎体的坚硬度及脊柱稳定性，同时对脊柱肿瘤亦有效果。

（3）手术创伤小，局麻下操作，属微创手术。

（4）穿刺方法较简单，易掌握，对超过70%的压缩骨折仅从单侧注射就可以充盈对侧，也能达到满意的临床镇痛效果。

（5）PMMA的注射量用量较少。经临床实践证明，只要遵循手术适应证，手术操作中掌握好正确的进针方法、部位及骨水泥注射量，均可取得良好的治疗效果。具有很好的经济效益和社会效益。

 79. PVP 和 PKP 的适应证有哪些？

以下情况适合使用 PVP 或 PKP 进行治疗：

（1）骨质疏松性椎体压缩骨折导致的难治性疼痛。

（2）椎体良、恶性肿瘤导致的椎体破坏、压缩骨折引起的疼痛。

（3）椎体骨折不愈合或囊性变。

（4）疼痛性椎体骨折伴骨坏死。

 80. PVP 和 PKP 手术的禁忌证有哪些？

PVP 和 PKP 手术的禁忌证如下：

（1）椎体后壁完整性破坏，椎体高度丢失超过75%，以及椎弓根骨折无法顺利穿刺者。

（2）爆裂骨折的游离骨块进入椎管，合并下肢神经或括约肌损伤症状。

（3）凝血机制障碍。

（4）目标椎体有感染性疾病。

（5）对手术所需要的任何物品过敏者。

（6）全身活动性感染或穿刺部位皮肤感染。

（7）患者一般状况极差，无法耐受手术。

（8）不伴有骨质疏松症的中青年椎体骨折。

（9）弥漫性特发性骨质增生症。

81. 骨质疏松性髋部骨折的特点是什么？

髋部骨折包括股骨颈骨折和股骨转子间骨折。髋部骨折的特点：

（1）病死率高：由于患者年龄高，常伴随多种老年疾病，伤后容易发生肺炎、泌尿系感染、压疮、下肢静脉血栓等并发症，病死率高。

（2）骨坏死率及不愈合率高：股骨颈囊内骨折由于解剖上的原因，骨折部位承受的扭转及剪切应力大，影响骨折复位的稳定性，又由于股骨头血供的特殊性，骨折不愈合率高，骨折后股骨头缺血，还可造成股骨头缺血性坏死，其发生率为 20%～40%。

（3）致畸致残率高：髋部转子间骨折常留有髋内翻、下肢外旋、缩短等畸形，从而影响下肢功能，其发生率高达 50%。

（4）康复缓慢：高龄患者由于体能恢复差，对康复和护理有较高的要求。

82. 骨质疏松性髋部骨折的治疗原则是什么？

由于髋部骨折上述特点，髋部骨折的治疗不仅是骨折本身的治疗，还应针对并发症和伴随疾病进行处理。

可根据患者情况对骨折采取手术治疗或非手术治疗。手术治疗包括内固定、人工关节置换和外固定器等。由于人工关节设计和手术技术的不断进步，对髋关节手术后深静脉血栓形成机制和预防研究的不断深入，大大地减少了手术风险，并且极大地缩短了卧床时间，减少了许多相应的并发症。因此，除非有明显禁忌，人工关节置换术已成为老年人髋部骨折的首选治疗方案。

83. 骨质疏松性前臂远端骨折的治疗原则是什么？

桡骨远端骨折是老年骨质疏松症最常见的骨折之一。治疗方法多可通过手法复位解决。复位后可用夹板或石膏固定，一般多可取得满意效果。即使是累及关节面的粉碎性骨折，也可经手法复位非手术疗法治愈。

84. 骨质疏松性肱骨近端骨折的治疗原则是什么？

肱骨近端骨折因骨折的类型、患者的年龄、骨质的差异，其治疗结果有很大的不同。肱骨近端骨折大多数可采用非手术治疗，但当骨折移位明显或者骨折不稳定时常需用手术方法治疗。手术治疗有经皮克氏针固定术、髓内钉固定术、接骨板板内固定技术、人工肱骨头置换等。近年来，锁定接骨板技术和人工肱骨头置换得到了迅速发展，患者术后早期疗效较好。

85. 中医是如何辨证分型骨质疏松症的？

中医将骨质疏松症归属于"骨痹""骨痿""骨枯"的范畴，其病因多为脏器虚损，脾、肾二脏先天和后天不足。

（1）肾阴不足型：临床典型症状有弯腰驼背，无明显外力即可发生骨折，腰膝酸软，消瘦乏力，头晕耳鸣，手足心烦热，失眠盗汗，口干咽燥，男子可有遗精，女子可有月经量减少或闭经，舌质红，苔少或无苔，脉细数。

（2）肾阳虚弱型：临床典型症状有腰髋冷痛，肢节酸软，甚则弯腰驼背，四肢怕冷，小便频多，畏寒喜暖，遇寒加重，舌质淡，苔白腻，脉沉细弦等。

（3）气血两虚型：临床典型症状有颈背腰酸痛，活动无力，常伴有上肢或下肢麻木，手足发冷，肌肤干燥，面容苍白，四肢浮肿，头晕目眩，心慌不安，舌淡苔腻，脉沉滑等。

86. 中医药防治骨质疏松症的原则是什么？

中医药防治骨质疏松症的原则是"辨证施治，整体调节，防治结合"，依据原发性骨质疏松症的中医证候遣方用药，达到"改善临床症状，延缓骨量丢失，或增加骨量，降低骨折风险，提高生存质量"的目的。

中药治疗原发性骨质疏松症应根据患者病情和目的选择合适的疗程。若明确以"改善临床症状"为目的，用药1个月后可评估临床症状改善情况，用药3个月后可检测骨转换标志物，监测治疗前后各指标的变化，评估中药治疗原发性骨质疏松症临床疗效。若明确以"延缓骨量丢失或增加骨量"为目的，临床用药时间不宜少于半年，可延长至一年以上，利用双能X线骨密度仪检测患者腰椎及髋部骨密度，评估治疗前后骨密度的变化；若明确以"降低骨折风险，提高生存质量"为目的，可用药1~3年，评估骨折发生率。

87. 什么是骨质疏松症的三级预防？

骨质疏松症的预防比治疗更为现实和重要。骨质疏松症的一级预防是指应从儿童、青少年做起，如注意合理膳食营养，多食用含钙、磷高的食品，坚持科学的生活方式。骨质疏松症的二级预防是针对中年人，尤其是绝经后妇女，骨量失丢会加速进行。骨质疏松症的三级预防是针对退行性骨质疏松症患者，强调应积极进行抑制骨吸收、促进骨形成的药物治疗，还应加强防摔、防碰、防绊、防颠等措施。

88. 预防骨质疏松症从哪些方面入手？

骨质疏松症的发生与许多因素有关。有些因素是无法改变的，如遗传因素、种族、地理环境等；有些因素是可以自我控制的，对于预防骨质疏松症的发生很有意义。

（1）预防骨质疏松症要从儿童时期做起，提高峰值骨量，增加抗骨质疏松的储备能力，进而延缓骨质疏松的发生或减轻其程度。

（2）重视营养卫生，重视蛋白质、维生素（特别是维生素 D）和钙磷的补充，改善膳食结构，多摄入富含钙质的食物。

（3）重视运动与健康的关系，自幼养成每日适度运动的良好习惯，贯穿一生。

（4）多接受日光浴。

（5）改变不良的生活习惯，不吸烟，至少不要过度吸烟，不大量饮酒。

（6）某些药物对骨代谢有不良影响，用药时要权衡利弊，不随意用药，不滥用药物。

89. 为什么预防骨质疏松症要进清淡低盐膳食？

女性绝经后常有尿钙排量增多，而尿钙与钠的排出机制是相同的。如吃盐多，尿钠就排出多，同时尿钙排量也会增多，身体钙丢失增多。因此，提倡进清淡低盐的膳食，可以避免尿钙丢失过多，同时也有利于防治高血压。

 90. 高蛋白饮食对骨质疏松症防治是否有利?

蛋白质是构成骨组织的重要成分,进食高蛋白饮食对骨的健康和防治骨质疏松症是否有利,正确回答应该说这种认识是很不全面的。蛋白质是构成骨组织的重要成分,如营养不良,低蛋白饮食会影响骨的生长发育和骨量。但应强调进食适量蛋白质才是正确的,因为高蛋白饮食会造成尿钙排量增多,使身体丢失钙量增加。

91. 钙在人体中是如何吸收和排泄的?

人体钙主要在十二指肠和空肠吸收,以十二指肠的吸收率最高,空肠的吸收量最大。肠钙的吸收方式主要有依赖活性维生素 D 的主动转运和不依赖维生素 D 的被动转运。在一般饮食的情况下,以主动转运为主。

体内钙的排出主要有三种途径。粪便中排出 70%～80%,由食物中未吸收的钙和肠道分泌的钙两部分组成。尿液中排出占摄入钙量的 20%～30%,正常人每日尿钙量为 100～250 毫克。汗液中的排钙量较少,约 15 毫克。妇女妊娠时有 23～30 克的钙由母体传输给胎儿。哺乳时每天经乳汁排钙约 250 毫克。

 92. 人体每日应摄取多少钙量?

根据《中国居民膳食营养素参考摄入量》,人体各阶段每天所需钙摄入量见表6-1。

表6-1　不同年龄组及特殊人群推荐的每日钙摄入量

年龄及特殊人群	推荐每日钙摄入量/mg
0~6 月龄	200
7~12 月龄	250
1~3 岁	600
4~6 岁	800
7~10 岁	1000
11~13 岁	1200
14~17 岁	1000
18~49 岁	800
50 岁及以上	1000
孕早期	800
孕中期到孕晚期	1000
哺乳期	1000

 93. 如何服用钙剂?

钙剂分次服用比单次服用吸收率高,服钙的时间以进餐后即服吸收较好,因进食时胃酸分泌多。由于晚餐食品中的钙经胃肠吸收入血后,维持血钙浓度5~6小时,后半夜的血钙维持依赖于骨钙的释放,因此,临睡前加服一次钙剂(或富含钙的奶制品)更有意义。

 94. 为什么要进富含钙的膳食?

膳食中必须富含钙,从儿童→成年→老年都主张膳食中有足量的钙。儿童期摄入足量的钙利于获得满意的骨峰值,也就是让骨库充实,好像一个人在青年和成年时期银行存款充足,以便支付将来养老期消费的需要。自幼摄入足量钙，取得理想的骨峰值，那么在妇女绝经后和老年期（男子和妇女）的生理性骨量丢失就较骨峰值低的人们的承受能力强。钙的吸收受多种因素的影响，膳食中钙、磷比例适宜也是重要因素之一，钙和磷的比例应保持在 1∶1.2~1∶1.5，如果比例不适当，磷的供应量多，则会形成不溶性的磷酸盐，影响钙和磷的吸收。

95. 怎样合理烹调可以提高膳食钙的利用率？

有的蔬菜如芹菜、菠菜和苋菜的含钙量较高，但这些蔬菜中草酸含量较高，高草酸会影响钙的吸收，烹饪时可将这些菜在沸水中焯一下，除去部分草酸，以提高钙的吸收。谷类食物中磷含量较高，在胃肠道形成不溶于水的磷酸盐，影响钙的吸收，这类食物发酵以后能提高钙的吸收。

96. 每天摄入足够的钙剂，就能防治骨质疏松症吗？

足够的钙摄入有助于促进早期的骨生长和防止晚年的骨钙丢失。钙缺乏增加骨质疏松性骨折的发生概率，但及时大量的钙摄入也不足以完全预防和治疗骨质疏松症，这是由于钙在骨量的变化中并不起主导作用，仅仅是有助于正常的骨形成，因此，一方面我们应重视足量钙的补充，另一方面也要认识到它在骨质疏松的防治中是一种基本的、辅助的措施。

97. 适量运动对骨骼有哪些益处？

运动能增加肌肉的力量，有利于骨骼的生长，使骨密度增加。运动后肌肉的应急能力和协调能力增强，使老年人不易摔倒，骨折发生的危险性减少。运动使骨骼承受的应力增加，能增强促进骨形成药物的疗效。运动还可减少发生心脏病、糖尿病和抑郁症的危险。

98. 为什么老年人更应注意运动？

一位 70 岁老年人的肌肉量约只有其 20 岁时的 60%。但老年人通过运动能使肌肉增长和强壮。大约 2/3 的老年人不运动或极少参加运动，这样会使得肌肉量减少或虚弱，容易发生骨量减少和骨质疏松症。老年人运动与骨量的关系比年轻人更明显。因此，老年人更应参加运动，经常锻炼。

需要注意的是，规律的负重运动有益于年轻人在成年后达到峰值骨量。但运动量不宜过大，过量运动会增加骨质疏松症的危险。

99. 老年人宜参加哪些运动？

老年人在决定参加什么运动前，应该征求医生的意见，医生根据您的体力和心功能来制订运动量。通过负重运动等机械刺激可以刺激骨形成，某部位的骨骼负重运动有益于刺激该部位的骨形成。所以慢跑和快跑比一般的步行更利于脊柱和髋部的骨密度。其他形式的运动如打羽毛球、打乒乓球可增加臂部的骨密度，划船可增加脊柱的骨密度，打篮球有益于踝部和脊柱的骨密度等。在选择运动时还要注意经常反复运动，增加肌肉的强度。一般来说运动以每次 30~60 分钟，每周 3~7 次为宜。

100. 有哪些民族传统健身运动有利于预防骨质疏松症？

我国的民族传统健身运动有着悠久的历史，种类繁多，有太极、五禽戏、八段锦等。长期练习太极等对于身体机能的促进有着积极作用。太极拳中很多动作对下肢骨有着一定的刺激作用，因此，大多数太极拳练习者都有良好的平衡能力。大量研究表明，太极拳等传统健身运动能够促进骨形成，防止骨质流失，对于预防骨质疏松有着一定的效果。国内也有报道，易筋经、八段锦、五禽戏及六字诀能够显著提高绝经女性桡骨、尺骨远端和腰椎骨密度，以及血清碱性磷酸酶，降低尿脱氧吡啶啉排泄率。五禽戏可以使老年骨质疏松症患者的腰椎骨密度明显增加，并改善腰背痛，对原发性骨质疏松的防治效果显著。太极柔力球也能改善围绝经期及绝经后女性的骨代谢指标，延缓骨质流失。

七

骨质疏松症的防治药物

101. 药物治疗骨质疏松症的基本原则是什么？

药物治疗要遵守下列基本原则：

（1）不过分强调某种治疗措施而排斥另外的防治方法。

（2）强调早期预防和早期治疗。

（3）治疗方法、疗程的选择应考虑疗效、费用和不良反应等因素，尤其要注意治疗终点（减少骨折发生率）评价，一般应包括椎体骨折、髋部骨折和外周骨折发生率。

（4）服药依从性是决定疗效的重要因素，为提高依从性，应尽量选择长效制剂（每周1次、每月1次、每半年1次或每年1次）。

102. 符合哪些情况的骨质疏松症患者需要进行药物治疗？

具备以下情况之一者，需给予药物治疗：

（1）确诊骨质疏松症（T值≤-2.5）患者（无论是否有过骨折）。

（2）骨量低下者（-2.5<T值≤-1.0）并存在1项以上骨质疏松症危险因素（无论是否有过骨折）。

（3）无骨密度测定条件时，具备以下情况之一者也需考虑药物治疗：已发生过脆性骨折；OSTA 筛查为"高风险"；FRAX 工具计算出髋部骨折概率≥3%或任何骨质疏松性骨折发生概率≥20%的患者。

 103. 防治骨质疏松的药物有哪些？

常用防治骨质疏松的药物有：

（1）维生素 D 类药物：维生素 D 作为机体必需营养成分及激素，在维持机体钙、磷代谢平衡方面起着重要作用。

（2）降钙素：应用降钙素治疗可抑制骨吸收，减轻骨丢失。

（3）氟化物：氟化物是促进新骨形成的药物之一，氟化物可显著增加骨密度，在一定条件下使骨质疏松症患者的骨密度恢复到正常人的水平。

（4）雌激素：绝经后妇女补充雌激素可明显减少骨折的发生。

（5）雄激素：雄激素类药物能刺激骨形成。

（6）双磷酸盐类：该类药物已成为目前用于防治以破骨细胞性骨吸收为主的各种代谢性骨病及高转化型（以骨吸收为主）骨质疏松症的主要药物之一。

（7）依普拉芬：依普拉芬为一种合成的异黄酮衍生物，因其轻微的胃肠道反应和患者对长期用药的良好耐受性和安全性被临床接受。

（8）维生素 K：维生素 K 可增加骨钙素合成，为骨形成促进剂。

（9）甲状旁腺素：甲状旁腺素可加强骨细胞溶解骨钙和破骨细胞吸收骨基质，同时促进成骨细胞形成及矿化骨。因此，骨钙可以不断地释放出以维持血钙水平，旧骨也得以不断地被新骨替换。

（10）钙制剂：钙制剂是治疗骨质疏松症疗效和安全性都较为肯定的药物之一。其使用的钙源主要是碳酸钙、乳酸钙、柠檬酸钙和葡萄糖酸钙等。

（11）中医药：近年来大量的研究证实，临床应用补肾壮骨中药治疗骨质疏松取得了一定的疗效。

104. 人体的维生素 D 从何而来？

人体的维生素 D 的来源有外源性和内源性两种。植物类食物如蘑菇、蕈类含有维生素 D_2（麦角骨化醇），动物类食物如鱼肝油、肝、蛋黄和乳类含有维生素 D_3（胆骨化醇），其中鱼肝油含量最丰富，摄入后均在小肠被吸收。人体皮肤含有维生素 D 前体（7-脱氢胆固醇），经日光照射，通过紫外线作用，生成前维生素 D_3，依靠皮肤温度转为维生素 D，是人体维生素 D 的主要来源。

105. 维生素 D 和钙的吸收关系是什么？

食品中的钙或补充的钙剂被人体吸收利用，主要依靠维生素 D 在人体内代谢产物——活性维生素 D（1, 25-双羟维生素 D）。它可以促进小肠对钙的吸收。如妇女妊娠时，体内 1, 25-双羟维生素 D 合成增多，肠钙吸收增多，以满足胎儿骨骼发育的需要。绝经后妇女雌激素减少，加之老年人肾功能生理性减退和皮肤合成维生素 D 的能力降低，因此，1, 25-双羟维生素 D 生成减少，肠钙吸收降低。

由于钙的吸收主要依靠维生素 D，钙缺少时，除补充钙剂外，必须同时补充足量的维生素 D，尤其是活性维生素 D，以保证钙的有效吸收。

106. 人体维生素 D 生成与光照的关系是怎样的？人体每天需要多长时间的日照呢？

人体的维生素 D 大部分是维生素 D_3，这种维生素 D_3 主要在皮肤合成，合成过程中必须有合适波长的紫外线，才能使维生素 D 原转化为前维生素 D_3，因此，接受光照是十分必要的。在纬度高的地区，冬季光照时间短，人们血中的维生素 D_3 水平较低；反之，纬度较低地区，夏季光照时间长或高原地区日晒多，血维生素 D_3 的水平则较高。此外，夏季穿衣少，皮肤暴露面积大也是重要因素。城市高楼林立，影响光照，空气污染和隔着玻璃窗接受光照，均影响紫外线的质量。

人们每天平均应有 30 分钟的光照时间，以保证生成适量的维生素 D_3。生成的维生素 D_3 贮存在脂肪和肝脏，缓慢释放以供应机体的需求。因此，如果难以坚持每日光照 30 分钟的人们，也可以在周末增加室外活动时间，补充平时光照的不足。

 107. 哪些疾病会影响人体维生素 D 的生成？

影响人体维生素 D 生成的常见疾病包括肝脏疾病、胃肠道疾病、肾脏疾病、癫痫病等。

（1）肝脏疾病：肝脏是维生素 D 代谢过程中生成 25-羟维生素 D 的重要器官，所以有严重肝脏疾病，如门脉性或胆汁性肝硬化，25-羟维生素 D 生成减少，血 25-羟维生素 D 的水平明显降低，从而影响肠钙的吸收和骨的代谢。

（2）胃肠道疾病：胃切除、小肠切除、脂肪泻、慢性腹泻、慢性胰腺功能不全的患者都容易有维生素 D 和肠钙的吸收不良。

（3）肾脏疾病：活性维生素 D—1,25-双羟维生素 D 主要在肾脏生成，当肾功能不全时，这种生理作用最强的维生素 D 代谢产物—1,25-双羟维生素 D 就会减少，造成肠钙吸收减少，因此肾功能不全的患者常出现骨质疏松和骨软化等并发症。

（4）癫痫病：癫痫病对维生素 D 的影响主要来自癫痫患者服用的抗癫痫药物，如鲁米那、苯妥英钠等都是强有力的肝脏微粒体酶诱导剂，它们促进肝微粒体酶活性，加速维生素 D 和 25-羟维生素 D 在肝内的代谢，因此使得血 25-羟维生素 D 水平降低。此类药物还可以

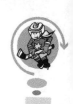

促进骨钙动员。苯妥英钠还可抑制小肠对钙的吸收，因此服抗癫痫药物的患者应注意多补充维生素 D 以避免并发骨质疏松症和骨质软化。

108. 1α 羟基维生素 D₃（阿法骨化醇）防治骨质疏松症的效果如何？

有学者比较了服维生素 D 和 1α 羟基维生素 D_3 对促进肠钙的吸收和抑制甲状旁腺功能的作用，发现 1α 羟基维生素 D_3 的作用远远超过维生素 D。因为维生素 D 是原形，必须通过肝脏 25-羟化的作用和肾脏 1α 羟化的作用，经过这两个步骤才生成生理功能最强的活性维生素 D_3，即 1,25-双羟维生素 D_3；而 1α 羟基维生素 D_3 主要在肝脏通过 25 羟化作用的一个步骤就生成 1,25-双羟维生素 D_3，不需经过肾脏的阿法羟化作用，后一步骤往往在老年人随着肾功能生理性减退而有所减弱。因此，1α 羟基维生素 D_3 防治骨质疏松优于维生素 D。但维生素 D 价廉、易得，一般人都能承受。

109. 服 1α 羟基维生素 D₃ 和钙三醇各有何特点？

1α 羟基维生素 D_3 在小肠吸收缓慢，因此，血中的 1,25-双羟维生素 D_3 维持时间较久，峰值不是很高，在 8～12 小时出现宽广的峰值，故服药的间隔时间可以较长，也不容易引起高钙血症，如用来纠正低钙血症，则所需时间较长，一般 1～2 周。此外，有报告骨组织有 25 羟化酶，服药后可以在骨骼中生成 1,25-双羟维生素 D_3。

钙三醇与 1α 羟基维生素 D_3 相比在小肠吸收较快，服药 3～4 小时后血中的 1,25-双羟维生素 D_3 水平达到高峰值，峰值较高，血浓度维持时间较短，6 小时后血中浓度下降 50%，因此，应用钙三醇纠正低血钙疗效快；3～6 天，但剂量过大，则会引起高钙血症，必须在医生的指导下，选择适当的剂量。

110. 降钙素的治疗机制是什么？

降钙素是由甲状腺滤泡旁细胞（C细胞）合成与分泌的一种影响钙代谢的主要激素之一。降钙素的生理功能与甲状旁腺素相拮抗。它抑制破骨细胞的功能，从而减少骨吸收，并促进骨形成，抑制肾小管对钙、磷的重吸收，降低血钙。降钙素还通过增加β内啡肽分泌，抑制前列腺素E2等炎症因子，减少细胞内钙的流入，发挥镇痛、抗炎作用。降钙素应用于高钙血症、变形性骨炎、肾性骨营养不良、恶性肿瘤骨转移、类风湿关节炎及骨质疏松症。

111. 药用的降钙素有哪几种？临床疗效如何？

鱼类降钙素的生物活性最强，作为药物治疗最常用的是鲑鱼降钙素和鳗鱼降钙素两种。人工合成的鳗鱼降钙素和鲑鱼降钙素均有很好的生物活性。应用于骨质疏松症能减少骨量丢失，使骨量有轻微增加，降低骨折的发生率。降钙素有明确的镇痛效果。

112. 鲑鱼降钙素如何使用？

鲑鱼降钙素为人工合成产品，有肌内注射和鼻喷两种剂型，肌内注射有每支50国际单位和100国际单位，国内多数采用每次50国际单位，每周3～4次，病情严重者也可以每次100国际单位，每周3～4次。也有采用间歇治疗方案，每次100国际单位，每日1次，每月用药10天，疗程2年，可见腰椎骨折的发生有减少。另一种剂型为鼻喷剂，分别从两个鼻孔喷入，通过黏膜吸收，每日剂量100～

200 国际单位。该药物须 4℃ 冰箱保存。

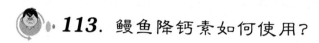 *113.* 鳗鱼降钙素如何使用？

鳗鱼降钙素的人工合成类似物称为依降钙素，它改良了鳗鱼降钙素的结构，提高了药物的稳定性，用于骨质疏松症治疗的有 10 单位和 20 单位两种规格，每次 10 单位，每周 2 次或每次 20 单位，每周 1 次，肌内注射。放置于常温保存。

114. 为何降钙素有镇痛作用？

降钙素具有良好和明显的镇痛作用，由于骨痛改善，肌肉的紧张度得以放松，背部僵硬似板的症状随之消失，活动或步行都有较前轻快的感觉。降钙素的镇痛作用，目前认为主要是由于中枢性的镇痛作用，即应用降钙素后，患者对痛觉的耐受性提高。也有人提出因血中内啡肽水平提高。从而使痛觉的耐受性提高等。

115. 降钙素使用多长时间可以改善骨痛，其效果能持续多久？

降钙素使骨痛改善的起效时间各人不同，快者 1 周，多数 2 ~ 3 周，用药 4 周时 90% 以上的患者骨痛明显改善，甚至消失。停药后其效果可维持 1~2 个月，也有长达 6 个月者。

116. 不同年龄和性别都可以应用降钙素吗？

降钙素最适合于骨吸收增加较多、骨转换增加、骨痛和不能或不愿用雌激素的骨量减少、骨质疏松或合并有骨折的患者，是预防骨质疏松症的有效药物之一。不论男女性别，只要有骨痛、骨质疏松症或伴骨折都可以应用。对原发性骨质疏松症患者，刚绝经的妇女或者大于 70 岁的老年人，即绝经后骨质疏松症和老年性骨质疏松症都可采用。如为继发性骨质疏松症患者，存在骨吸收增加或骨痛明显，那么儿童和青壮年患者也可使用。

117. 骨质疏松症患者通常是缺钙的，为什么还要用降钙素？

降钙素名称的由来，是由于它有一定降低血液中钙的作用而得名，而并非降低骨骼中的钙质。降钙素主要是对高钙血症患者有中度降低血钙水平的作用，而它对健康人正常血钙浓度的影响甚微，不必担心。采用降钙素防治骨质疏松症，主要是起到镇痛和抑制骨吸收、降低骨转换的作用，其次是促进小肠对钙的吸收作用。

118. 降钙素有哪些不良反应？如何应对？

降钙素的不良反应较少，主要有轻度食欲减退、恶心、脸红和热感，个别患者出现呕吐，用药 1~4 周后，上述不良反应多数可自行消失。采取首次剂量减半或睡前用药，注射速度缓慢或加服维生素 B_6 等对消除不良反应效果较好。如不良反应严重，患者难以耐受，应该停药。

119. 氟化物治疗骨质疏松症的作用机制是怎样的？

氟化物属于骨形成促进剂，最初是基于美国饮用水中含氟高的地区骨质疏松症发病率低的流行病学观察，于 1961 年开始把氟化物应用于治疗骨质疏松症。氟化物起生物效应的是氟离子，所有氟化物都是氟离子的前体药。氟化物的作用机制是：

（1）氟取代羟磷灰石晶体的羟离子，形成氟磷灰石。氟磷灰石的结晶性增强，骨盐溶解性降低，对骨吸收的抵抗力增强。

（2）氟磷灰石产生的电流较羟磷灰石强，因而对成骨细胞具有较强的刺激及成骨作用。

（3）氟抑制成骨细胞特异性的磷酸酪氨酸蛋白磷酸酶，使成骨细胞的磷酸酪氨酸蛋白增加，从而促进骨细胞的有丝分裂，使成骨细胞增加。

总之，氟化物兼有明显的成骨效应与拮抗骨吸收效应。

120. 新一代氟化物治疗骨质疏松症有哪些优势？

最初使用氟化钠治疗骨质疏松症存在一些问题，限制了氟的使用。这些问题包括：①对胃肠道不良反应较大，患者常难以坚持用药。②在增加中轴骨（脊柱骨）骨量的同时，出现下肢骨的微骨折，发生下肢骨痛。③应用氟化物必须同时服用钙剂，以促进成骨。但氟化钠不能与钙剂同时服用，否则可结合成不溶性的氟化钙，影响疗效。

新一代氟化物单氟磷酸盐的出现解决了上述问题。它对胃肠道的刺激性明显减轻，便于长期应用；氟制剂本身含钙，形成氟-钙合剂，克服了过去氟-钙不能同时应用的弊端；在增加脊柱骨量的同时，不损害四肢骨，下肢疼痛的发生率明显下降。世界卫生组织推荐使用单氟磷酸盐治疗骨质疏松症，欧洲国家应用较多，我国也开始应用于临床。由于氟化物有确切的成骨作用，它在骨质疏松症治疗中的价值已引起重视。

121. 大剂量的氟制剂为什么会增加骨折发生率？

大剂量的氟制剂会刺激骨形成，此时形成的新骨以编织骨为主，而非板层骨，骨骼的排列和结构不规则，力学性能差，即抗骨折的能力低。此外，氟进入体内后会引起低钙血症，血钙水平降低会导致矿化不良，矿化时间延长，发生骨软化。由于以上原因，使用大剂量氟制剂治疗后尽管骨密度增加，但骨折发生率却未减少。

122. 服用氟制剂为什么要同时补钙？

这与使用氟制剂治疗后引起的低钙血症和继发性甲状旁腺功能亢进有关，如果同时补充钙剂和维生素 D 可以避免低钙血症的发生，利于骨骼的矿化，防止骨软化。

123. 氟制剂常见的不良反应有哪些？

常见的胃肠道不良反应如上腹部疼痛、恶心、呕吐，甚至发生消化性溃疡和出血。此外，还有外周关节疼痛，尤其是下肢关节疼痛。大剂量的氟制剂还会继发骨软化。

124. 什么是雌激素替代疗法？

顾名思义，性激素替代治疗（HRT）就是通过补充身体内已缺乏的性激素，使妇女重新获得激素的平衡状态。女性绝经后骨质疏松症的主要发病因素是雌激素缺乏，对这类患者应用雌激素，临床应用证明，雌激素替代疗法对防治绝经后骨质疏松症的效果是确切的。

125. 雌激素替代疗法在治疗骨质疏松症方面的效果如何？

雌激素的效果表现在三方面：

（1）抑制骨吸收，防止骨量进一步丢失，长期应用时，骨量还可能略有增加，降低骨折发生率。文献报道，早期应用雌激素 5 年以上者，脊柱骨折与桡骨下端骨折的发生率都明显下降。

（2）减轻更年期的一些不适症状。

（3）减少绝经后妇女发生心血管病的危险性。

126. 行雌激素替代治疗，女性容易得子宫内膜癌吗？

单独应用雌激素治疗，因长期雌激素的刺激而使子宫内膜细胞异常增生，增加子宫内膜癌发生的危险性。有学者对 1154 名 45～74 岁绝经后妇女进行单一雌激素替代，同时对 1114 名基本情况相仿的妇女作为对照组，雌激素替代组发生子宫内膜癌的危险性是对照组的 4 倍。单独用雌激素替代在停药后的一段时间里，仍有较高的发生子宫内膜癌的危险性，有报告在停药后的 10 年里，子宫内膜癌的发生比对照组增高 30%～70%，雌激素替代治疗的时间越长，发生子宫内膜癌的危险性越高，雌激素替代应用 10～15 年，子宫内膜癌的危险性上升约 9 倍。通过大量和长期的研究，多数学者认为雌激素和孕激素联合治疗完全可以抑制子宫内膜增生，从而大大减少子宫内膜癌的危险性。凡有子宫的妇女应用雌激素时，必须同时联合孕激素治疗。子宫已切除者，则不必加用孕激素。建议在性激素替代治疗时应定期监测子宫，以确保安全。

127. 行雌激素替代治疗，女性容易得乳腺癌吗？

应用雌激素对乳腺癌发病率的影响长期以来有争论，一直受到医学界的重视和关注。美国 1972 年开始对 30～55 岁的护士进行为期 16 年的调查，结果显示，连续性激素替代治疗不超过 5 年者，乳腺癌发病率未见增加，使用 5 年以上者，乳腺癌发病率稍有增加。

128. 绝经后妇女都能进行雌激素替代治疗吗？

不是所有绝经后妇女都能进行雌激素替代治疗，进行雌激素替代治疗一般适合于：

（1）绝经后的更年期综合征症状严重影响生活质量者。

（2）有低骨量或骨质疏松症或伴有骨折，有骨质疏松高危因素的人群，如消瘦、摄钙不足、嗜烟、酗酒、缺少运动、绝经早、有骨质疏松性骨折家族史者等。

（3）需要预防冠心病，有动脉硬化、冠心病高危因素的人群，如高血压、血脂异常、糖耐量低减、抽烟、有心血管病家族史等人群。总之，一定要在医生指导下进行。

129. 哪些女性不能进行性激素替代治疗？

目前认为绝经后妇女有以下七个方面问题者不能应用性激素替代治疗：

（1）雌激素依赖性肿瘤：乳癌、子宫内膜癌、卵巢肿瘤和黑色素瘤。

  （2）原因不明的阴道出血。

  （3）严重肝肾疾病。

  （4）近6个月内血栓栓塞性疾病。

  （5）红斑狼疮。

  （6）血卟啉症。

  （7）孕激素可能促进生长的肿瘤，如脑膜瘤。

130. 哪些女性要慎用性激素替代治疗？

  有下述情况的女性要慎用性激素替代治疗，应选择适当的剂型、剂量和用药途径，必须在专科医生的指导下进行治疗。

  （1）子宫肌瘤。

  （2）子宫内膜异位症者。

  （3）严重的高血压或糖尿病。

  （4）有血栓栓塞史及血栓形成倾向。

  （5）胆囊疾病。

  （6）癫痫。

  （7）垂体泌乳素瘤。

  （8）乳腺癌家族史者。

131. 什么年龄开始进行性激素替代治疗？

  现在认为性激素替代治疗对绝经后任何年龄的妇女均有效，故在绝经后任何年龄都可启用。已发现从绝经前期就有与卵巢功能衰退有关的机体功能改变而影响妇女的身心健康，如骨量丢失及更年期症状等。因此，对在绝经前期就有骨量丢失较快的妇女，需要预防骨质疏松症时，即可从绝经前期开始用药。据统计，我国几个大城市的平均绝经年龄为 48 ~ 52 岁，也就是说稍早于这年龄，当出现月经紊乱或/和上述更年期综合征表现即可开始性激素替代治疗。

132. 准备接受雌激素替代治疗前要做些什么检查？

如准备应用雌激素，首先要到医院进行必要的检查。医生要详细了解你是否有乳腺癌的历史或家族是否有患乳腺癌的成员。以往是否有肿瘤、高血压、糖尿病、血栓栓塞史，是否有心、肺、肝、肾、胆囊等一些内科慢性疾病史及癫痫等神经系统疾病。然后要进行常规妇科检查，子宫和乳腺 B 超各项检查都符合要求，患者本人也知情同意，自愿应用雌激素或性激素，才可在医生指导下应用。

133. 雌激素制剂有哪些？

雌激素是性激素替代治疗的核心。用于性激素替代治疗的雌激素从化学结构可分为天然和合成两大类。

目前天然雌激素的制剂包括雌二醇、戊酸雌二醇。马结合雌激素是一种混合物，从马尿中分离，属一种生物制剂。

合成的雌激素包括：①乙烯雌酚具有明显雌激素活性的药物，因其有胃肠道不良反应及对女性后代阴道的致癌作用，西方国家已不采用。②乙炔雌二醇的雌激素活性强，为目前口服避孕药中的主要成分，小剂量就能缓解绝经前后的更年期综合征症状，不宜长期和大量使用。③乙炔雌二醇三甲醚比乙炔雌二醇的作用弱 1.5 ~ 2 倍，亦不宜长期用于性激素替代治疗。④乙炔雌三醇环戊醚即临床常用的尼尔雌醇，其雌激素活性较强且长效，每 2 ~ 4 周服药一次，易被女性患者接受。

 134. 孕激素有哪些种类？

孕激素按化学结构分两类：天然的孕激素为孕酮；合成的孕激素有两种：一种有较强的抗雌激素作用，其中有醋甲孕酮（安宫黄体酮）、醋甲地孕酮和醋酸环丙孕酮等，另一种有程度不等的雄激素活性，现常用的有炔诺酮及左旋18甲诺酮。

135. 性激素替代治疗用多长时间为妥？

使用期限决定于应用性激素替代治疗的目的。如用于缓解更年期综合征的症状，可短期使用；如为了防止骨量丢失，需长期使用，可用5~10年或更久，因为停止治疗则骨量丢失将再次出现。

136. 应用性激素替代治疗中有哪些不良反应？

短期性激素替代治疗一般无明显不良反应，部分妇女可有血压改变，偏头痛、头晕，胃肠道反应，全身轻度水肿，乳房胀痛等症状，一些妇女还可能有阴道分泌物增多及出血现象。

长期性激素替代治疗除短期性激素替代治疗的不良反应外，主要是与性激素有关的肿瘤，如子宫内膜癌及乳腺癌发生的危险性有所增加。

 137. 雷洛昔芬是一种什么药？

雷洛昔芬是近年研发成功的一种新药，它是一种选择性雌激素受体调节剂。它能与雌激素受体结合，在不同的组织器官中产生与雌激素的协同或拮抗作用，从而既可达到治疗目的，又可避免不良反应的发生。雷洛昔芬在心血管和骨骼中能发挥类似雌激素样有益作用，而在子宫和乳腺中拮抗雌激素的不利作用。雷洛昔芬引起的不良反应，主要有潮热和静脉血栓栓塞。对于那些用雌激素有不良反应或惧怕癌症而不愿应用雌激素的患者，以及曾患乳腺癌或有乳腺癌家族史的患者可以考虑以雷洛昔芬替代，用于骨质疏松的预防。

138. 常见用于防治骨质疏松症的双膦酸盐有哪几种？

双膦酸盐为焦膦酸的类似物，它可以抑制破骨细胞，从而抑制骨吸收，即减少骨质破坏，达到防治骨质疏松症的效果。由于结构的不同，双膦酸盐的作用强度各有差异。临床应用于防治骨质疏松症较广泛的是羟乙膦酸钠和阿仑膦酸钠。氯甲双膦酸盐和帕米膦酸钠用于治疗畸形性骨炎、肿瘤骨转移和高钙血症已日久，但作为防治骨质疏松症的药物，目前还缺少大样本的研究报道。

139. 双膦酸盐的作用机制是怎样的？

双膦酸盐是焦磷酸盐类似物。双膦酸盐可与骨矿盐结晶紧密结合，抑制结晶的形成、聚集和溶解。主要作用为抑制骨吸收，减少破骨细胞的募集和活化，抑制破骨细胞的活性和增加破骨细胞的凋亡。

140. 如何服用双膦酸盐类药物才能获得比较好的吸收效果？

双膦酸盐类药物清晨空腹服药的吸收较好，服药与进食间隔时间的长短也会影响药物的吸收。如服阿仑膦酸钠后 30 分钟进食较服药后 2 小时进食，药物的吸收量约减少 40%。因此，主张服药与进食的间隔时间至少 30 分钟，延迟进餐则药物的吸收更好。这里强调，应该空腹服药，同时用清水送服（200～300 毫升，即一玻璃杯）。如用橙汁、咖啡、牛奶、茶水和矿泉水等送服，药物的吸收率减少 60%，即仅有清水送服的 40%，另外同时服钙剂、铁剂和镁剂都会影响其吸收。

141. 双膦酸盐制剂最适合什么样的骨质疏松症患者？

双膦酸盐制剂有强力抑制骨吸收的作用，可以增加骨密度、降低骨折的发生率。因此，适合于治疗骨转换增高、骨密度明显降低，尤其是已有椎体骨折，不适宜或不愿应用雌激素治疗的患者。

142. 什么是间歇性、周期性羟乙膦酸钠治疗？为什么采用这样的治疗方案？

间歇性、周期性羟乙膦酸钠治疗方案是指羟乙膦酸钠每日服用 400 毫克，可 1 次或 2 次服，持续 2 周（14 天），然后停用 10 周（70 天），即 12 周（3 个月）为一个治疗周期，每年治疗 4 个周期。服羟乙膦酸钠期间，钙剂可以口服或不服，如服钙剂，则不能与羟乙膦酸钠同时服。停服羟乙膦酸钠期间，应加服钙剂，每日元素钙

500~1000毫克，也可以同时加服200国际单位维生素D。

为什么采用间歇性、周期性羟乙膦酸钠的治疗方案？由于羟乙膦酸钠既可以抑制骨吸收，又可以抑制骨组织的矿化（正常状态下，钙和磷等矿物质不断沉积于骨骼，使骨骼坚硬，这叫作骨的矿化），如果骨骼矿化不良，日久则出现骨软化症，为了避免这种不良反应，摸索出间歇性、周期性服药方案，即药物间歇性服用（间隔一定的时间后反复服用），实践证明，这种方案可以避免药物影响骨矿化的不良反应发生。

143. 如何发现和预防羟乙膦酸钠引起的矿化不良的不良反应？

羟乙膦酸钠引起的骨矿化不良，日久发生骨软化症，主要出现在应用大剂量、持续服用的患者。临床上出现骨痛加重、血碱性磷酸酶值增高，骨活组织检查可见骨软化的征象，严重时骨X线像也有骨软化的异常表现。因此，必须在医生的指导下服药，严格遵照医嘱，最好加服钙剂和小剂量维生素D。

144. 阿仑膦酸钠会引起骨质软化症吗？

阿仑膦酸钠防治骨质疏松症的常用治疗剂量不会引起骨矿化不良，因此，不会产生骨质软化症。当应用阿仑膦酸钠治疗量的6000倍时，才会引起骨软化症。国外已有400余例患者服用阿仑膦酸钠后，取骨组织做病理检查，未发现有任何骨软化的迹象。所以按医生医嘱服药，不必担心会发生骨软化症的可能。

145. 阿仑膦酸钠适用于什么样病情的患者?

阿仑膦酸钠最适用于骨吸收增加、骨转换增高,不宜或不愿应用雌激素的患者。绝经后早期和晚期骨量减少、骨质疏松和伴有骨折者均可以采用。对男性患者此药也有效。

 146. 阿仑膦酸钠有哪些不良反应?

使用阿仑膦酸钠的主要不良反应是上消化道症状,有腹胀、胃灼热和上腹不适等,多数反应轻微,患者可以忍受。严重的不良反应有食管溃疡、食管炎,发生率约万分之一。多见于老年体弱、服药后平卧、以往有溃疡病、食管狭窄、食管憩室、食管裂孔疝和胃反流等患者,严重的不良反应发生在服药早期为多。因此,必须掌握何种患者可以选用此药,服药一定要用 200 毫升清水送服,药片不能咬碎或呡服,进药后 30 分钟内采取坐位或立位,绝对不能平躺,以减少药物和食管接触的时间,减少药物对食管的刺激。一旦患者有食管部位明显疼痛,吞咽困难和吞咽疼痛等症状,应立即停药。

147. 应用阿仑膦酸钠时是否要补充钙剂?

应用阿仑膦酸钠时,应该加服钙剂,每日补充元素钙 500 ~ 1000 毫克,但两者不能同时服用,因为钙剂会影响阿仑膦酸钠的吸收。阿仑膦酸钠在早晨不吃早饭空腹时服,钙剂可安排在进食晚饭和睡前服用。

148. 肾功能损害患者能否服用阿仑膦酸钠？

阿仑膦酸钠主要通过肾脏排泄，所以严重肾功能不全患者不能使用。轻度或中度肾功能低下患者则可以服用，3年的治疗结果显示这些患者获得同样幅度的骨密度增加，无特殊不良反应。因此，对于不同年龄的轻度、中度肾功能减退患者（肌肝清除率35~60毫升/分钟）可以使用。

 149. 维生素K如何治疗骨质疏松症？

维生素K是一种脂溶性维生素，为人体生理活动所必需。维生素K主要是通过增加骨钙素合成，促进骨形成。维生素K与骨代谢的关系表现在三个方面：①促进小肠对钙的吸收，减少粪便与尿中钙的排泄。②促进骨矿化，促进成骨。③抑制骨吸收。

八

继发性骨质疏松症

150. 什么是继发性骨质疏松症?

继发性骨质疏松症是指由于某些疾病、药物或其他原因造成的骨质疏松或并发骨折。引起继发性骨折的常见原因有:

（1）内分泌紊乱：皮质激素增多症（库欣综合征）、甲状腺功能亢进、甲状旁腺功能亢进、糖尿病、垂体泌乳素瘤和性腺功能低减等。

（2）慢性疾病：胃肠吸收障碍、肝功能不全、慢性肾病、类风湿关节炎、氟骨症等。

（3）恶性肿瘤骨转移及骨髓瘤、淋巴瘤和白血病等血液病。

（4）一些先天性代谢障碍：成骨不全、高胱氨酸尿等。

（5）药物：皮质激素（如泼尼松等）、甲状腺素、肝素、抗癫痫药（如苯巴比妥、苯妥英钠）、酒精等。

（6）其他原因：制动、失用和失重等因素。

151. 什么是皮质激素? 它与骨质疏松有什么关系?

皮质激素是肾上腺皮质分泌的激素。其作用十分广泛，几乎影响全身所有组织，当分泌过量时，促进蛋白质分解，骨基质形成减少；可促进骨的吸收破坏；抑制骨形成；同时抑制肠道钙吸收，增加尿钙排泄，这样引起骨量减少，造成骨质疏松，甚至发生骨折。肾上腺皮质激素增多通常有两种，一是人体本身内生的肾上腺皮质激素分泌增多，即内源性皮质激素增多症，称为库欣综合征，40%~77%的患者合并骨质疏松症，其中发生肋骨或椎体骨折者占16%~40%，尤其是儿童和绝经后妇女合并骨质疏松症者多见且严重。另一种是外源性皮质醇增多症，由于某些疾病，如哮喘、红斑狼疮等需用皮质激素治疗，而后发生医源性皮质醇增多症，随之并发骨质疏松和骨折。

152. 长期使用肾上腺皮质激素对骨代谢和钙代谢有何不良影响？

长期使用肾上腺皮质激素药物（如泼尼松、地塞米松和氢化可的松等），可抑制成骨细胞，从而抑制新骨形成，这种抑制作用往往开始于用药1周，在用药期间保持抑制状态。同时刺激破骨细胞，增加骨吸收，造成骨量丢失，在用药1年内丢失最明显，尤其是开始6个月，有报道1年骨量丢失可高达20%。

长期使用肾上腺皮质激素可干扰肠道对钙的吸收，同时使肾小管重吸收钙减少，尿钙排泄量增多，从而出现血钙水平降低，兴奋甲状旁腺功能，甲状旁腺素分泌增多，使破骨细胞活性增加，促进骨吸收，导致骨量丢失。

153. 应用肾上腺皮质激素时，哪些因素影响骨质疏松症的发生？

应用肾上腺皮质激素时，骨质疏松症的发生主要与皮质激素的剂量、疗程和原发疾病密切相关。剂量大时更易发生骨质疏松，且病情严重。其次与疗程也有关，疗程越长，骨质疏松越严重。与原发病也有密切关系，如类风湿关节炎患者服激素时很易并发骨质疏松症，因原发病有关节肿、疼痛和活动受限，容易并发骨质疏松症，加之应用肾上腺皮质激素，骨质疏松症的发生更为常见。

154. 库欣综合征引起的骨质疏松症有什么临床表现？

除库欣综合征本身疾病特有的症状及体征外，库欣综合征引起的骨质疏松症的临床表现与老年性骨质疏松症主要不同的表现为肋骨、椎骨和骨盆部位出现骨质疏松和病理性骨折，全身其他部位骨质疏松现象不明显。早期常感到腰腿痛、骨痛，往往为活动后疼痛，而后当安静休息时也痛，逐渐活动受限，儿童身材矮小，生长发育受影响。除骨折外，有时还可出现股骨头无菌性坏死。

155. 防治皮质激素性骨质疏松症应采用哪些措施？

（1）皮质激素采用隔日给药，最小有效剂量，短效制剂。

（2）改变给药途径，如可改为肺吸入法、骨关节局部注射、敷贴或涂于皮肤，对预防骨质疏松症均比口服途径为优。

（3）适当光照、足量钙摄入和补充维生素 D 或活性维生素 D 制剂。

（4）酌情选用药物。骨痛明显者，鲑鱼降钙素肌内注射或鼻喷，鳗鱼降钙素衍生物肌内注射。骨量减低或骨质疏松者，口服阿仑膦酸钠。

156. 甲状腺功能亢进或服用甲状腺素的患者为什么会发生骨质疏松症？

甲状腺功能亢进（简称"甲亢"）或长期服用甲状腺素的患者引起骨质疏松症是因为甲状腺素增多，可使成骨细胞和破骨细胞活性增加，但破骨细胞更为明显，所以骨吸收作用超过骨形成，骨转换率增加，致骨丢失。由于甲亢患者有骨吸收增加，尿钙排量增多，负钙平衡，加之蛋白质分解代谢过盛，负氮平衡。因此，有骨量减少和骨质疏松。在妇女这一现象更为常见，骨折的危险性增加，发生骨折的年龄早于无甲亢病史者。这种骨密度的降低，当甲亢获得有效治疗，病情控制后，其中轴骨和肢体骨的骨密度都可比治疗前增加。

157. 甲亢引起的骨质疏松有什么临床表现？

甲亢临床上主要表现为心悸、气短、多汗、怕热、消瘦、多食、腹泻、乏力、易激动和手指颤抖等症状和体征。大约有一半的甲亢患者同时存在骨代谢紊乱的表现，在妇女更为常见，全身不适、下肢无力、腰腿疼痛及酸胀感，全身肌肉和关节疼痛，休息后也不能缓解。少数严重者可出现骨折。实验室检查可见血钙、磷正常或稍增高，尿钙、磷排量增加。骨 X 线片可见明显脱钙及骨密度降低。骨质疏松现象多发生在负重较大的骨骼，如股骨、胫骨、骨盆、腰椎等部位。

158. 如何防治甲亢引起的骨质疏松？

主要是甲亢要得到有效治疗。当甲亢病情控制后，可使骨密度较治疗前增加。应有足量饮食钙摄入及维生素 D 补充，以预防骨钙的丢失。骨质疏松明显时可应用双膦酸盐类药物治疗，使腰椎和股骨颈的骨密度增加。

159. 甲状旁腺功能亢进患者为什么发生骨质疏松？

甲状旁腺激素是参与骨骼代谢和调节钙、磷代谢，在保证血钙、磷正常水平方面起着重要作用的一种激素。它的主要生理功能是增强破骨细胞活性，促进骨吸收，释放钙磷入血；同时在肾脏可增加肾小管对钙的重吸收，减少磷的重吸收；并可促进 25 （OH）D_3在肾脏转化为有活性的 1, 25-（OH）$2D_3$，间接促进肠钙吸收。故生理量的甲状旁腺激素可保证骨骼正常重建。当甲状旁腺发生功能亢进时，血中甲状旁腺激素过多，造成破骨细胞活性增强，骨吸收破坏增加，骨钙大量释放入血；同时肠钙吸收及肾钙回吸收增加，而引起高钙血症，并发骨骼病变。骨骼病变以骨吸收增加为主，也可呈现骨质疏松或并有骨质软化。骨密度测量可见全身骨量均有不同程度的减低，如桡骨、尺骨、腰椎、股骨远端、胫骨皮质和跟骨、指骨等，肢体骨骨量丢失较椎体中轴骨更明显。

160. 甲状旁腺功能亢进患者有哪些骨骼病变？

甲状旁腺功能亢进（简称"甲旁亢"）患者骨骼病变多且严重，有骨吸收溶解、骨质疏松和骨质软化多种改变。临床表现有腰腿疼痛，渐延至全身疼痛，轻者影响活动，不能走长路、下蹲困难，重者卧床不起，甚至翻身也困难。身高缩短、胸廓缩小、驼背、椎体压缩、四肢弯曲畸形、容易发生骨折。全身骨密度都减低，尤其是肢体骨的骨密度降低更明显。血钙水平升高，血磷值降低，尿钙、磷排量均增加，血甲状旁腺素水平增高。

161. 如何防治甲状旁腺功能亢进引起的骨质疏松症？

对此病治疗最适宜的手段是手术切除有病变的甲状旁腺（腺瘤、增生和腺癌）。一般术后 1 个月至半年骨痛减轻，1 年后多数骨痛消失。骨结构明显修复需 1~2 年或更久。术后 3~4 年骨密度可有所恢复。患者手术后根据低钙血症的程度要给以适当的钙剂及维生素 D 制剂，予以纠正。

162. 糖尿病儿童容易并发骨质疏松症吗？

根据研究，糖尿病儿童比较容易患骨量减少和骨质疏松。因为糖尿病儿童一般有胰岛素缺乏，骨形成降低，血糖水平升高，尿糖排量增加，随之尿钙排出也增加，造成钙丢失。加之患儿常消瘦，尚未达到骨峰值，所以骨密度有减低，一般约较同性别、同年龄的健康儿童骨密度下降 10% 左右。

163. 2 型糖尿病患者容易并发骨质疏松症吗？

2 型糖尿病通常是成人发病，胰岛素不缺乏，但其反应较缓慢，此时骨骼已发育成熟，且多数体形较胖，研究结果认为与同性别、同年龄的健康人相比，骨密度有减低、相仿和增高三种不同的结果。总之，存在分歧意见。至于骨质疏松症的发生和程度是否与糖尿病的病程长短和糖尿病血糖控制情况有关系，也存在截然不同的两种意见。

164. 如何防治糖尿病引起的骨质疏松？

主要是积极有效地治疗糖尿病，血糖要控制好，才能使尿钙不再过多丢失。饮食钙要摄入足量，以预防骨钙的丢失。骨痛明显时，可用一些治疗骨质疏松的药物，如维生素 D_1 降钙素或双膦酸盐类药物。

165. 为什么慢性胃肠疾病易发生骨质疏松？

一些慢性胃肠疾病如肠道脂肪泻、节段性回肠炎及胰腺功能不全等；外科胃次全切除术后，尤其是毕Ⅱ式手术后及空肠回肠分流术后，易发生骨质疏松。这些疾病引起的骨病常常是由于疾病或手术后造成消化和吸收障碍，影响维生素 D 和钙的吸收而致。这类患者血中维生素 D 水平降低，尿中羟脯氨酸排泄量增加。所以有这些慢性胃肠疾病的患者常需补充维生素 D 和钙。

166. 慢性肝病为什么也会引起骨质疏松？

慢性肝病与骨质疏松之间有很密切的联系，又称肝性骨营养不良，其中以原发性胆汁淤积性肝硬化、慢性活动性肝炎和酒精性肝硬化这三种肝病较常见。各种慢性肝病者骨质疏松的发生与肝脏功能受损，维生素 D 在肝脏代谢及维生素 D 转运减少，引起维生素 D 功能降低致使钙吸收障碍。故治疗上主要是补充钙和活性维生素 D，也可应用降钙素治疗以减少骨吸收。

167. 类风湿关节炎与骨质疏松之间有什么关系?

类风湿关节炎引起的骨质疏松可分为局部的和全身的。局部的骨质疏松是由于患病关节疼痛、关节功能受限引起的失用性萎缩,以及关节周围血运障碍造成的。全身性骨质疏松的原因被认为与钙摄入不足、低营养饮食、日晒时间少、年龄增长有关。对这种疾病的治疗主要以关节炎本身为重点。骨质疏松的治疗主张给予活性维生素 D 制剂,如 1,25-双羟维生素 D 或 1-α 羟维生素 D,并酌情补充钙剂。

168. 氟骨症与骨质疏松有什么关系?

氟是人类生命活动所必需的微量元素之一,它在自然界广泛存在。正常人体各组织器官和体液中均有不等量的氟,其中以骨骼和牙齿中蓄积的氟最多,它是构成骨的重要元素之一,有利于骨的生长和增加骨的硬度。适量的氟能维持机体正常的钙磷代谢,小剂量氟化物可以促进牙齿和骨骼正常生长和发育,预防龋齿发生。如长期摄入过量氟化物时,可以引起氟中毒,主要累及牙齿和骨骼,发生氟斑牙和氟骨症,日久可以出现致残性代谢性骨病。氟对骨骼损害的基本改变特点是骨质硬化与骨质疏松并存。过量氟化物可通过刺激骨骼上的成骨细胞,促进骨形成增加,造成骨硬化;也可使骨骼上的破骨细胞活性增加,骨吸收增强,而造成骨质疏松,也有合并骨软化者。

氟骨症是一种慢性全身性疾病,缺乏特异性的临床表现,常见的症状为腰腿痛、关节疼痛而僵直,多数骨骼变形,以及脊髓神经根受压迫的症状和体征。氟骨症的病情一般都以女患者为严重,脊柱侧凸、驼背畸形、四肢强直变形等。骨骼 X 线检查示主要发生在四肢远端的骨质稀疏改变。骨密度测量可较早发现四肢骨脱钙。

169. 氟骨症的骨质疏松如何治疗？

对骨质疏松型氟骨症主要应用钙剂治疗。促进钙的利用，维持体内钙、磷相对平衡。同时应用维生素 D 治疗。饮食上需补充足够蛋白质，并给以多种维生素。户外活动、适当光照等多种辅助或支持疗法均有利于患者康复。

170. 肾脏病为什么会引起骨质疏松？

各种肾脏疾病都能引起骨质疏松，如慢性肾小球肾炎、慢性肾盂肾炎、肾病综合征、肾动脉硬化、肾结核、多囊肾、肾萎缩等。主要是因为肾脏疾病时，肾功能受损，体内维生素 D 代谢过程障碍，活性维生素 D 生成减少，使肠道对钙的吸收减少。同时，肾脏疾病还使甲状旁腺素分泌增多，临床上肾性骨营养不良常有骨软化、骨质疏松、骨吸收溶解及骨硬化四种病变，骨质疏松的治疗主要应用活性维生素 D 制剂和钙剂。

171. 为什么一些恶性肿瘤会引起骨质疏松？

一些恶性肿瘤，主要有乳腺癌、肺癌、肾癌、宫颈癌，以及骨髓瘤、淋巴瘤和白血病等血液病常常会引起骨质疏松，并常伴发高钙血症。这些恶性疾病常发生骨转移，出现广泛的骨破坏，造成溶骨病变。由于这些骨的破坏，骨钙大量释放入血，引起严重高钙血症。临床常表现为腰背疼痛、全身骨痛，重者卧床不起，常发生多发性病理性骨折。治疗主要是原发性病灶的根治手术或化疗。病灶清除可使血钙水平很快恢复正常。严重高钙血症或骨痛明显时，可应用降钙素或双膦酸盐制剂（骨膦或帕米膦酸钠）治疗。

172. 为什么服用抗癫痫药能引起骨质疏松？

长期服抗癫痫药，如苯妥英钠、苯巴比妥和卡马西平等可引起骨质疏松，并且容易发生在长期、高剂量和联合服用多种抗癫痫药的患者，主要是由于抗癫痫药能引起肝脏细胞对维生素 D 代谢产物的排泄增加，使血 25（OH）维生素 D 水平下降。苯妥英钠还可降低肠钙的吸收和维生素 D 依赖的钙结合蛋白活性下降。所以服抗癫痫药的患者一定要有适当的运动锻炼，保证良好营养，预防骨质疏松的发生。服抗癫痫药 4~6 个月后，要测定血钙、磷、碱性磷酸酶和 25（OH）D_3，如低于正常水平，应补充维生素 D 及钙剂。

173. 应用肝素类药物为什么能引起骨质疏松？

肝素目前常用于抗凝治疗，如器官移植、心脏瓣膜置换、心脏缺血性疾病、脑血管疾病和血栓性静脉炎等血栓性疾病，应用时间较长。它引起的骨质疏松主要认为与大剂量使用有关。肝素能增强甲状旁腺激素对骨质的溶解作用，能抑制新骨形成，可能通过直接对骨的影响，刺激甲状旁腺调节而使骨吸收增加。目前肝素引起的骨质疏松在治疗上是困难的。肝素用量应控制在每天15 000单位以下，并可适当补充钙剂和维生素 D。

174. 什么是失用性骨质疏松症？

失用性骨质疏松症是指运动能力受限或功能障碍而引起的骨矿含量减少所致骨质疏松症。最常见的原因是外伤性脊髓损伤造成的瘫痪，其次是一些疾病，如脊髓灰白质炎引起的软瘫，以及衰老或骨折卧床引起的活动功能障碍，均可造成失用性骨质疏松。

175. 为什么长期卧床会引起失用性骨质疏松症？

大多数瘫痪患者的骨量丢失多在伤后最初一年，亦有骨量丢失一直持续到瘫痪15年之久。骨量丢失程度与瘫痪的完全性有关。软瘫患者发生骨质疏松的比例高；而高位痉挛性瘫痪者，骨矿含量下降较少，有的还有所增加。这些瘫痪患者是因为长期卧床使双下肢、躯干骨处于完全不负重状态，肢体及躯干运动量明显减少，肌肉收缩量减少，对骨的刺激也减少，骨量就会逐渐减少。同时机体出现钙代谢变化，尿钙增加明显。骨吸收明显增加，最终导致骨质疏松。

176. 如何防治失用性骨质疏松？

失用性骨质疏松症的治疗是一个综合康复的过程。对瘫痪和长期卧床休息的患者一定要鼓励活动肢体，增加主动和被动运动，通过增强肌力间接地增加骨的载荷，以达到预防骨量丢失，甚至增加骨密度的目的。为维持正常钙平衡，以补钙为主。有报道用降钙素和双膦酸盐治疗由于瘫痪和长期卧床休息引起的骨量丢失，可获得一定的效果。此外，康复医学综合疗法也会给患者带来希望。

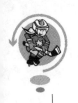

九

骨质疏松症患者的护理与康复

177. 骨质疏松症患者的护理目标是什么？

（1）患者能运用减轻疼痛的技术和方法，使疼痛减轻或缓解。

（2）骨折愈合，能从事正常生活和工作。

（3）患者了解疾病的病因、症状、有效方法及药物不良反应。

178. 如何进行骨质疏松症患者的疼痛护理？

（1）腰酸背痛或全身骨痛严重者，可遵医嘱给予镇痛剂，观察用药效果及副作用，或采用按摩、理疗、推拿等方法减轻疼痛。

（2）教会患者学会缓解疼痛的放松技术，如缓慢深呼吸、全身肌肉放松、转移注意力等方法。

（3）症状缓解时须保持适量、适度运动，以防骨量进一步丢失，加重骨质疏松，从而加重疼痛症状。

（4）遵医嘱给予钙剂和维生素 D 补充、降钙素应用，或采用激素替代疗法。

179. 应如何护理肢体骨折的患者？

骨折患者的护理有一些特殊要求。对于肢体骨折的患者，应抬高患肢，促进血液回流，减轻肢体肿胀，同时要观察患肢末端的颜色和温度。对于石膏固定的患者，要注意石膏上下端对肢体有无压迫。此外，还要帮助患者练习活动未固定的关节，以防止肌肉萎缩和关节僵硬。

180. 如何对骨质疏松症患者进行生活护理？

（1）对椎体骨折者，须绝对卧床休息，睡硬板床，协助患者满足日常生活需要，将常用物品放在患者易于取放的地方，协助患者翻身，翻身时注意脊柱轴线一致。

（2）对肢体骨折者，除骨折处的上下关节不能活动外，身体其他部位均应进行正常活动，促进血液循环，利于骨折恢复。协助满足患者部分的生活需要。

181. 如何对患者进行牵引或石膏固定的护理？

（1）石膏固定者，保持石膏清洁、干燥，避免扭曲、变形。经常观察肢端血液循环，如有剧烈疼痛、发绀、肢端冰冷或麻木，应立即告知医生处理。

（2）牵引的患者应每日评估患肢血液循环及感觉，各种牵引应保持一定位置和重量，指导患者及其家属不可私自增减牵引砣重量，勿将被子等物的重量压在牵引绳上，牵引绳与肢体要在一条轴线上，搬动患者时应有一人拉住牵引绳。

182. 如何防止老年人摔跤？

防止老年人摔跤应采取综合措施：①积极规律地参加力所能及的运动，可以预防骨量丢失，锻炼肌肉，增加机体的平衡性和反应的灵活性。②抓紧治疗糖尿病、高血压、白内障等慢性病。③清除室内易绊跤的障碍物，夜间厕所内开节能灯。④天气不好，尤其下雪、下雨天不外出。⑤穿大小合适，鞋底摩擦力大的鞋。⑥走路时应注意脚下地面情况，过马路要走人行道。

183. 骨折后长期卧床如何预防相关并发症？

长期卧床的老年人常见的并发症是压疮、泌尿系感染和呼吸道感染。①压疮：是由于患者长期卧床使局部受压，导致该部位血液循环障碍或局部营养不良，随之发生局部皮肤和软组织溃烂。压疮主要发生在有骨突处，如臀部正中、股骨上端大粗隆区、足跟后方等。②泌尿系感染：卧床时排尿不便，膀胱中常有少量残余尿，使细菌容易繁殖。脊髓损伤时，完全性截瘫，大小便不能自主排出，有尿潴留；不完全性截瘫时，虽能大小便自排，但因排尿时间长，也易有尿潴留。如插入导尿管保留导尿，易导致上行性感染。③呼吸道感染：由于患者长期卧床，抵抗力下降，加之排痰不畅，或喂食不规范造成吸入性肺炎，故易发生呼吸道感染。要注意保暖，保持室内温度适宜、恒定，空气流通。告诉患者多咳嗽、多排痰，在咳嗽时由下而上拍背。多翻身，如能坐起，尽可能采取半卧位或坐位，以防坠积性肺炎。以上三大并发症如不控制好，可危及生命导致死亡。

184. 如何预防骨折后并发压疮？

预防和治疗压疮主要是床褥要平整，柔软，身体易受压处保持通风，皮肤清洁、干燥，定时翻身、拍背、按摩，以增加血液循环。如已发生压疮，应加强护理：①制作软垫圈或气垫圈，放在压疮的部位以防再受压。②定期擦澡，定时翻身，避免尿、粪污染，坚持每天换药，保持伤口清洁干燥，局部应用灯烘烤，以改善血液循环。③如创面不愈合，要积极控制感染，必要时可做植皮手术修复创面。

185. 哪些有氧运动有利于骨质疏松症患者康复？

推荐骨质疏松症患者进行有氧运动，对于高龄老年人，推荐低强度日常活动及体育运动；对慢性腰背疼痛的患者，开展对脊柱不增加负重和前屈负荷的伸展运动。适宜的运动不仅能够产生机械刺激促进骨质形成，还能调节机体内分泌系统，提高机体雌激素水平，从而在一定程度上促进骨质生成，有效防止骨质流失进而起到预防及治疗骨质疏松的作用。常见的有氧运动包括快走、游泳、骑自行车、健身操、广场舞、瑜伽、慢跑等，在进行有氧运动时，心率变异率控制在30%以内，每次时间≥30分钟。

186. 如何改善骨质疏松症患者的家居环境以预防跌倒？

跌倒是骨质疏松性骨折的独立危险因素，骨折是骨质疏松症的严重并发症，它的发生导致患者生活质量下降，医疗费用升高，故对骨质疏松症患者的居住环境进行柔性设计与改造，预防由于意外跌倒造成的继发性损伤显得尤为重要。而导致跌倒的原因除自身因素外，环境因素不可忽视，如光线昏暗、路面湿滑、地面障碍物、地毯松动、卫生间未安装扶手等均是骨质疏松症患者潜在的跌倒危险因素，应予以改善。家庭环境改造是结合患者家庭经济条件、实际家庭环境进行个体化改造。内容包括选择合适的轮椅；清除室内台阶与门槛，清理妨碍过道通行的杂物；卧室、客厅、浴室、厕所地面平整，并进行防滑处理，减少高度落差；改造推拉门窗，设关门把手；调整坐便器高度及两侧扶手高度；水龙头改造为单杠杆龙头，调整毛巾架、置物架高度，安装扶手；淋浴房配淋浴座椅并安装扶手。

骨质疏松症患者饮食指导

187. 为什么要重视补钙？

　　钙是人体骨骼组成中最重要的元素，人体中几乎99%的钙存在于骨骼和牙齿中，它与骨骼生长、发育的关系最为密切，同时还参与人体许多重要的生理功能。钙和磷为骨代谢所必需的物质，机体不能制造，必须从饮食中摄取，通过各个代谢环节，最后沉积于骨骼中。如果这些元素摄入不足，机体必然动用骨骼中的钙以弥补血钙的不足，久而久之骨骼明显脱钙，从而造成骨质疏松。补钙是防治骨质疏松的最基本措施。许多年轻人认为骨质疏松症是老年人易得的病，与己无关，所以不少年轻女性为了保持苗条身材而盲目节食，结果因饮食结构不合理而导致钙摄入过少，造成骨质疏松症。根据统计，人的骨钙含量通常在30岁左右达到一生中的最高峰，之后骨量就开始逐渐丢失。所以，在年轻时要多摄入钙，加强钙储存，这样可缓解年老后骨质快速丢失。另外，妇女在哺乳期增加钙的摄取也可减少骨钙流失。

188. 骨质疏松症患者要及时补充维生素 D、维生素 C？

　　维生素 D 是人体内分泌代谢中的一种重要物质，维生素 D 缺乏是发生骨质疏松的重要原因，钙剂只有在活性维生素 D_3 的作用下才可被骨骼有效地利用，人们常说的"缺钙"，其实是人体对钙吸收不良，而钙主动吸收的主要调节者，就是活性维生素 D_3。研究发现，通过补充低剂量的活性维生素 D_3 即可保持人体内钙的平衡，临床治疗骨质疏松症，补充活性维生素 D_3 与补钙一样重要。

胶原是构成骨质的重要物质，足够的维生素 C 对胶原合成时所需的一种重要酶的活性是必要的。因此，维生素 C 不足可能会导致骨质疏松症，而且补充维生素 C 是非常安全的。

189. 为什么骨质疏松症患者要适量补充镁和硼？

镁和硼均是维持正常骨髓健康非常重要的矿物质，两者都可减少钙流失，硼还可以升高血液中雌激素的含量，这些均可以避免钙流失。目前尚无可行的口服制剂，且镁吸收过量还容易引起腹泻且易损害肾功能，因此，尽量从含镁食物中摄取即可。含镁食物主要有谷物、坚果、绿叶蔬菜、香菇、香蕉、杏、桃及海产品等。

190. 骨质疏松症患者为什么要补充蛋白质？

蛋白质是生命的物质基础，骨骼的生长发育与强壮同样离不开蛋白质的支持。中老年人只有全面补充营养素，使骨骼中的营养成分得到均衡配比，才能使整个机体坚强、柔韧而有弹性。胶原蛋白是结缔组织中的重要成分，以不溶纤维的形式存在，具有高度抗张能力，是骨骼、软骨、肌腱、韧带、皮肤角质、血管等的组成部分。人体蛋白质中有 1/3 是胶原蛋白，成人体内大约有 3 千克的胶原蛋白。在补钙的同时，应注意补充胶原蛋白。

191. 骨质疏松症患者怎样平衡膳食？

骨质疏松症患者应讲究合理营养，平衡膳食，这是因为骨质疏松症与食物营养结构有密切关系。食物中营养结构不合理、营养不足或营养过剩，均可导致营养障碍，造成钙吸收不足或丢失过多，从而出现骨丢失，发生骨质疏松。在各种营养素中，钙、维生素、蛋白质等具有重要意义。因此，调节好膳食，保证各种营养素的合理供给，是治疗骨质疏松症的主要环节之一，具有药物及其他治疗方法不可替代的作用。

（1）要保证足够量的蛋白质，每人每天每千克体重 1.0~1.5 克，占总热量的 15%，其中优质蛋白质（动物蛋白和大豆蛋白）应占蛋白质总量的 40%~50%。

（2）低脂肪，占总热量的 20%~25%，以植物油为主。

（3）碳水化合物以谷物为主，尽量少食用甜食和糖。

（4）要有丰富的钙和维生素，特别是维生素 A、维生素 D、维生素 C 及 B 族维生素。

（5）要有足够量的膳食纤维。

（6）低盐，每日食盐量应在 5 克以下。

192. 防治骨质疏松症可常吃的食物有哪些？

（1）牛奶是动物性食品中含钙量最多的食物，250 毫升牛奶可提供 250~300 毫克的钙，牛奶中的钙在天然食物中也是最容易被人体吸收的。临睡前进食牛奶补钙，是一天中最佳的补钙时间。

（2）虾或虾皮的含钙量和含磷量较高，尤其是虾皮，每 100 克虾皮含钙量高达 2000 毫克，是肉类食品含量的 100 倍以上。缺钙人群，如孕妇、乳母、婴幼儿、儿童、青少年，特别是中小学生、老年人，尤其是老年妇女，常吃虾皮可补充钙质，同时还可补充磷、镁、锌等无机盐及蛋白质与多种维生素，对抗骨质疏松症十分有益。

（3）银鱼是长寿补钙食品之一，被誉为"鱼参"。经干制后的银鱼所含营养素更多，其中以含钙量最高，每 100 克中含有 761 毫克钙，是名副其实的高钙食品。

（4）河蟹含有丰富的蛋白质和钙、磷，以及丰富的维生素 A 等成分，具有良好的防治骨质疏松的功效。

（5）海蜇含有较多的钙、磷等物质，对防治骨质疏松症有效。另外，海蜇头原液中有类似乙酰胆碱作用，能减弱心肌收缩力，降低血压，扩张血管，所以对骨质疏松合并有高血压病患者尤为适宜。

（6）海带含钙量较高，经常食用会增加人体对其他含钙食物的吸收。海带还具有防癌抗癌、降血脂、抑制甲状腺功能亢进等作用。

（7）香菇中含有大量的维生素 D 原，这种物质进入人体后，经日光照射可转变成为维生素 D。经常进食香菇，机体可以很好地补钙和维生素 D，而且有利于体内血钙平衡及骨骼矿（钙）化，对孕妇、乳母、幼儿、儿童、青少年及中老年人大有益处。

193. 防治骨质疏松症有哪些不宜多吃的食物？

（1）不宜多吃糖。多吃糖能影响钙质吸收，间接导致骨质疏松症。

（2）不宜摄入过多蛋白质。摄入蛋白质过多会造成钙流失。根据实验发现，妇女每日摄取 65 克蛋白质，若增加 50%，也就是每日摄取 98 克蛋白质，则每日增加 26 克钙的流失。

（3）不宜吃得过咸。吃盐过多，也会增加钙的流失，会使骨质疏松症症状加重。

（4）不宜喝咖啡。嗜好喝咖啡者较不喝者易流失钙。

（5）不宜长期饮浓茶。茶叶内的咖啡因可明显遏制钙在消化道中的吸收和促进尿钙排泄，造成骨钙流失，日久诱发骨质疏松。

194. 防治骨质疏松症有哪些食物烹饪技巧？

（1）切菜时应尽量切得块大些，以减少过多的暴露面，从而减少钙和磷的损失。

（2）尽可能保留食物的外皮，因外皮中矿物质的含量大，可用毛刷刷洗某些蔬菜、水果。

（3）蔬菜烹调时间越短，矿物质的损失也就越少。在烹调蔬菜时，可以加少量水，以减少钙的损失。

（4）在煮水果干或干菜时，要用原浸泡液，从而减少钙的丢失。用高压锅烹调或蒸菜，对矿物质的损耗要比煮菜少。用烘、烤方式加热，也能减少矿物质的丢失。

（5）冰冻食品，最好预先不解冻直接进行烹调，以免矿物质随解冻汁液流失。

（6）尽量吃新鲜蔬菜，蔬菜应缩短贮藏时间，使菜减少枯萎，从而减少含丰富矿物质的外皮和菜叶的损耗。

（7）牛奶不宜久煮，加热时以刚沸即停火为好，如果久煮，便会发生一系列的理化变化。另外，牛奶在加热时，应不断搅拌，使钙盐渗入液体中。防止磷酸钙沉积于锅底，从而防止或减少钙的丢失。

参 考 文 献

[1] 陈安民，李锋. 骨科疾病诊疗指南 ［M］. 3 版. 北京：科学出版社，2013.

[2] 王志成. 骨科主治医生 1510 问 ［M］. 3 版. 北京：中国协和医学科大学出版社，2012.

[3] 邱兴贵. 中华医学百科全书·骨科学 ［M］. 北京：中国协和医科大学出版社，2021.

[4] 临床路径药物治疗释义专家组. 临床路径药物治疗释义骨科分册 ［M］. 北京：中国协和医科大学出版社，2012.

[5] 中成药治疗优势病种临床应用指南标准化项目组. 中成药治疗骨质疏松症临床应用指南（2021 年）［J］. 中国骨质疏松杂志，2022，42（4）：393-404.

[6] 骨质疏松实验室诊断及影响因素专家共识编写组. 骨质疏松实验室诊断及影响因素专家共识 2022 ［J］. 中国骨质疏松杂志，2020，26（12）：1717-1725.

[7] 原发性骨质疏松症诊疗社区指导原则编写组. 原发性骨质疏松症社区诊疗指导原则 ［J］. 中华骨质疏松和骨矿盐疾病杂志，2019，12（1）：1-10.

[8] 中国营养学会骨营养与健康分会，中华医学会骨质疏松和骨矿盐疾病分会. 原发性骨质疏松症患者的营养和运动管理专家共识 ［J］. 中华骨质疏松和骨矿盐疾病杂志，2020，13（5）：396-410.

[9] 邹军，章岚，任弘. 运动防治骨质疏松专家共识 ［J］. 中国骨质疏松杂志，2015，21（11）：1291-1306.

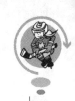

附录 A

高钙食疗方

一、主食类高钙食疗方

1. 鲜虾饼

【原料】鲜虾仁 400 克，半肥瘦猪肉 100 克，荸荠 50 克，甘笋 1 条，鸡蛋 1 个，淀粉、食盐、胡椒粉各适量。

【制法】鲜虾仁除壳挑肠备用。鸡蛋打成蛋液。半肥瘦猪肉分别剁成肉碎备用，荸荠切小粒，甘笋磨成细丝状。所有材料同放碗中，加鸡蛋液、淀粉、胡椒粉、食盐少许拌匀，成虾馅。烧热油锅，分批挤入虾馅，轻拍成饼状，慢火煎熟，捞出沥干油，即可食用。

【用法】适量食用。

【功效】滋阴明目，补肾壮阳。

2. 茄虾饼

【原料】茄子 250 克，虾皮 50 克，面粉 500 克，鸡蛋 2 个，调料适量。

【制法】将茄子洗净切成丝，并用食盐拌匀等 15 分钟后挤去水分，虾皮洗净用料酒浸泡，生姜切成丝；将茄丝、虾皮、生姜加酱油、食盐、白糖、香油、面粉等拌成糊；锅内放橄榄油六成热，舀入 1 勺拌好的糊，摊煎成饼。

【用法】佐餐食用。

【功效】活血补钙。

3. 苹果煎蛋饼

【原料】鸡蛋 5 个，苹果 300 克，鲜奶 100 毫升，糖 25 克，食用植物油适量。

【制法】鸡蛋打散，加鲜奶、糖搅拌；苹果去核，切成薄片。起锅倒入食用植物油，下入蛋液用小火煎。下入苹果片，均匀铺在蛋饼上。待底部熟后再翻面，煎熟，铲起来切块装盘即可。

【用法】佐餐食用。

【功效】补充钙、磷、维生素 A、维生素 C、维生素 E。

4. 芝士焗番薯

【原料】番薯 1 条，芝士 2 片，牛油 1 小盒，砂糖少许。

【制法】将芝士加入 1/3 杯热水溶为液体，再加入牛油和砂糖拌匀。番薯隔水蒸熟，挖出番薯肉，做成番薯船的形状。将番薯肉与芝士酱拌匀，再填入番薯船中，放进焗炉用 180° 焗 5 分钟，即可进食。

【用法】适量食用。

【功效】补中益气，强肾壮骨。

5. 绿豆沙

【原料】绿豆 250 克，白糖 125 克。

【制法】绿豆用水淘洗干净，放入锅里，加入适量清水，用旺火煮沸，再用小火将绿豆煮烂；待锅凉后，把绿豆搅成糊状，再倒入锅里，加入白糖搅匀，煮开即可。

【用法】作早餐或加餐食用，也可作为度夏茶点。

【功效】补充镁、磷，强健骨质。

6. 鲜虾担仔面

【原料】油面 300 克，熟虾仁 500 克，卤肉 200 克，卤蛋 1 个，虾头、蒜头、香菜、豆芽菜、食用植物油、食盐、醋、酱油各适量。

【制法】蒜头洗净切蓉；豆芽菜洗净；卤肉切碎开锅煮水，沸腾后加入虾头和食盐、食用植物油熬煮成担仔面汤底。锅内倒油烧热，爆香蒜头，加入卤肉和酱油爆炒成肉臊待用；另外开锅煮面，熟后捞起置于碗中；用煮面水将豆芽菜焯熟待用。汤底倒入面碗；加入肉臊、鲜虾、卤蛋、豆芽菜，浇上醋即可。

【用法】佐餐食用。

【功效】开胃健脾，消食化滞。

7. 燕麦五香饼

【原料】燕麦粒600克，食用植物油、食盐、五香粉。

【制法】将燕麦粒放入铁锅炒香熟，磨成细粉，放入盆内，加入食盐、五香粉混合均匀，倒入沸水，和成面团，切成小块，制成圆饼，备用。将平底锅烧热后刷上一些食用植物油，放入燕麦圆饼，烙至两面呈金黄色即成。

【用法】当点心食用，量随意。

【功效】补益肝脾，降脂降糖。

8. 雪里蕻冬笋包

【原料】雪里蕻20克，冬笋肉40克，虾仁5克，猪肉50克，面粉200克，发酵粉、香油、食盐、酱油、食碱等各适量。

【制法】将面粉加少量发酵粉和温水，和好，静放30分钟，面发好后加适量碱液，揉匀。雪里蕻剁成细末，烫一下，挤去水分。猪肉和冬笋剁成末，加酱油、虾仁、食盐、香油，搅匀，拌入雪里蕻末。面团制成12个剂子，包馅，蒸熟即成。

【用法】主食，量随意。

【功效】补充蛋白质、脂肪、碳水化合物、维生素、胡萝卜素、维生素C、维生素E、钠、钙等。

9. 牛肉沙茶凉面

【原料】牛肉100克、油面条300克，芥蓝、红椒、沙茶酱、料酒、酱油、水淀粉、食用植物油各适量。

【制法】牛肉洗净切片，加料酒、酱油和水淀粉腌5分钟；芥蓝洗净斜切成片；红椒切成片。锅中煮沸适量清水，加入油面条煮熟，盛出沥干。锅中倒油烧热，加入牛肉片翻炒至七成熟，加入芥蓝、红椒、沙茶酱一同炒熟，然后再放入面条翻炒片刻，即可出锅。

【用法】佐餐食用。

【功效】强壮筋骨。

10. 燕麦苡仁饼

【原料】燕麦面250克，小麦粉100克，薏苡仁30克，食用植物油、香油、葱、姜、食盐各适量。

【制法】先将薏苡仁研成粗粉，与燕麦面、小麦粉充分拌和均匀，放入盆中，加清水适量，调拌成糊状，加适量香油、葱花、姜末、食盐等，拌和均匀，备用。平底煎锅置武火上，加食用植物油适量，中火烧至六成热时，用小勺将燕麦薏苡仁糊逐个煎成质润松脆的圆饼即成。

【用法】作主食，量随意。

【功效】补益肝脾，护肝减肥。

二、粥、羹类高钙食疗方

11. 草菇豆腐羹

【原料】草菇300克，鲜芦笋120克，豆腐2块，香菜2棵，姜数片，葱1段，清鸡汤1罐，芝麻油少许，玉米淀粉适量。

【制法】草菇洗净，底部切十字花，用姜、葱氽水，沥干备用。鲜芦笋洗净切小粒，氽水备用。豆腐洗净，切小粒块；香菜洗净，切小段。将清鸡汤倒入锅内，加入适量水待煮滚后，放入草菇、豆腐粒、瑶柱丝、鲜芦笋粒，待全部材料熟透，撒入香菜调味，最后用玉米淀粉勾芡，淋入芝麻油即成。

【用法】佐餐食用。

【功效】补益肝肾，补钙强骨。

12. 核桃芝麻粥

【原料】核桃2个，芝麻10克，大米50克，冰糖适量。

【制法】核桃敲碎，取仁，将核桃仁放入塑料袋中，压碎备用；大米淘洗干净。锅置火上，倒入适量清水煮沸，放入大米，用大火煮沸后转小火熬煮 30 分钟，加入核桃碎、芝麻，大火煮沸后加冰糖煮至冰糖溶化即可。

【用法】佐餐食用。

【功效】滋阴补肾，强筋壮骨。

13．柴鱼花生粥

【原料】粳米 100 克，猪骨 200 克，柴鱼干、花生米、姜、食用植物油、食盐各适量。

【制法】粳米洗净，用少许食用植物油、食盐腌 30 分钟。猪骨洗净，剁块，过沸水去杂，冲去血沫；姜去皮，切丝；柴鱼干剪块待用。砂锅内放适量清水，煮沸，加入粳米、猪骨、花生米、柴鱼干块、姜丝，以大火煮 30 分钟，再转小火熬 30 分钟。加食盐调味即可。

【用法】佐餐食用。

【功效】补充钙、磷等。

14．松子鲜奶蛋白羹

【原料】鲜奶 260 毫升，熟松子 20 克，2 个鸡蛋的蛋清，砂糖 2 汤匙。

【制法】鲜奶煮至微滚，下砂糖调味，熄火。鸡蛋清搅匀，加入鲜奶中拌匀。倒入碗中，用牛油纸或锡纸盖好。慢火蒸约 10 分钟，即成。把松子铺于蛋面上，即可食用。

【用法】佐餐食用。

【功效】滋阴补虚，强筋壮骨。

15．猪脊羹

【原料】猪脊骨 1 条（约 2000 克），红枣 60 克，黄豆粉 100 克。

【制法】将猪脊骨洗净剁成小块，与红枣放入砂锅，加清水 3000 毫升；大火烧沸后，撇去浮沫，改小火煮至肉酥烂。去骨，撒入黄豆粉，边撒边搅匀，再煮沸即成。

【用法】佐餐食用。

【功效】补充植物雌激素，补钙。

16. 黑木耳虾米粥

【原料】粳米100克，黑木耳、虾米、菠菜各20克，食盐3克，姜末适量。

【制法】粳米淘洗干净，浸泡30分钟；黑木耳用冷水泡发切丝；菠菜洗净切丝；虾米洗净，泡发至回软。砂锅内加适量清水，加粳米煮沸，转小火煮至粥成。加姜末、食盐，煮沸，加黑木耳丝、虾米和菠菜丝，煮沸即可。

【用法】佐餐食用。

【功效】补充钙、磷，清胃涤肠。

17. 核桃补肾粥

【原料】核桃仁、粳米各30克，莲子、淮山药、黑豆各15克，巴戟天10克，锁阳6克，糖或食盐适量。

【制法】淮山药、黑豆可先用清水泡软，莲子去芯，核桃仁捣碎，巴戟天与锁阳用纱袋扎好。将各材料同放入锅中，加水煮至米烂粥成。捞起巴戟天、锁阳药包，调味咸甜不拘。

【用法】酌量食用。

【功效】补肾壮阳，健脾益气。

18. 虾皮蛋羹

【原料】虾皮5克，鸡蛋1个（约60克）。

【制法】将鸡蛋打入碗中搅成糊状。虾皮放入蛋碗中搅拌均匀，入蒸锅蒸熟即成。

【用法】佐餐食用。

【功效】补充蛋白质和钙。

19. 黄豆小米粥

【原料】小米100克，黄豆100克，糖适量。

【制法】将小米、黄豆洗净，各取一半分别磨碎，小米入盆中沉淀，滗去冷水，用开水调匀；黄豆过筛去渣。锅中加入适量清水煮沸，放入未磨碎的小米、黄豆煮熟，放入黄豆浆，煮沸后，放入小米淀粉，用小火熬煮，至小米、黄豆烂熟。加入糖调味，搅拌均匀，即可盛起食用。

【用法】佐餐食用。

【功效】补充钙、磷，促进骨生成，降血脂。

20. 枸杞猪腰粥

【原料】枸杞子 60 克，新鲜猪腰 1 个，梗米 60 克，食盐适量。

【制法】清洗猪腰，除去内层白色的筋，冲洗多遍后细切。用枸杞子煎汁去渣，再放入梗米一起煮粥。粥煮熟后，加猪腰略煮，下食盐调味即可食用

【用法】佐餐食用。

【功效】益肾阴，补肾气，壮元阳。

三、菜肴类高钙食疗方

21. 炒卷心菜

【原料】卷心菜 300 克，食用植物油、食盐、酱油、花椒、大葱各适量。

【制法】卷心菜择洗干净，沥干水，斜刀切成象眼块；大葱切成 2～3 厘米长的段。炒锅置旺火上，加入植物油烧热，放入花椒炸出香味后捞出。放入葱段稍煸，放入卷心菜翻炒，加酱油、食盐拌炒均匀即可出锅。

【用法】佐餐食用。

【功效】促进生长发育，防治骨质疏松。

22. 杞桃鸡丁

【原料】鸡脯肉 50 克，核桃仁 100 克，枸杞 20 克，鸡蛋清 1 个，葱姜汁、姜米、食盐、料酒、淀粉、食用植物油各适量。

【制法】鸡脯肉洗净，切成鸡丁，加入葱姜汁等调味料拌匀，再

用蛋清、淀粉上浆。核桃仁用开水泡后去皮，沥水。枸杞子用水泡软。锅上火倒入油至五成热时，放入鸡丁划油至熟，捞出沥油。再投入核桃仁炸至色泽金黄时，倒入漏勺沥油。锅中留少许底油，投入姜米炸香，放入鸡丁、桃仁、枸杞，溜入少许清水炒均，再用水淀粉勾芡，起锅装盘即成。

【用法】佐餐食用。

【功效】补充蛋白质，补钙壮骨。

23. 酿大白菜

【原料】大白菜300克，虾仁、猪瘦肉、香菇、姜、食盐、料酒、淀粉、白糖、清汤、食用植物油、香油各适量。

【制法】大白菜洗净，入沸水锅中余至六成熟，捞起，沥水，内部拍上适量淀粉。虾仁、猪瘦肉、香菇、姜均洗净后切成粒，加食盐、料酒、淀粉，制成馅，酿入大白菜内卷成白菜卷。烧锅倒入清水烧热，隔水蒸熟白菜卷，拿出切段，装盘。烧锅加入适量食用植物油烧热，添清汤，加食盐、白糖煮沸，用水淀粉勾芡，淋入香油，浇在白菜卷上即可。

【用法】佐餐食用。

【功效】补充维生素 C 和锌。

24. 火腿油菜

【原料】油菜 150 克，火腿 25 克，食用植物油、料酒、清水、葱、食盐各适量。

【制法】将油菜取心择洗净后切成段，火腿切成斜片，葱切段。将锅上火入食用植物油，大火烧热油后下入火腿炒出香味，捞起。投入菜心，加入清水、食盐、料酒，翻炒至八成熟，然后加入火腿，炒匀出锅即可。

【用法】佐餐食用。

【功效】防治骨质疏松。

25．猪脊煲莲藕

【原料】猪脊骨（连髓）500 克，莲藕 250 克，葱、生姜、醋、料酒各适量。

【制法】将猪脊骨洗净，剁成块状，莲藕洗净切成块状；将猪脊骨和莲藕放入砂锅内，加清水适量，用旺火煮沸，撇去浮沫，再加入葱、姜、醋和料酒，用小火煨至莲藕软烂即成。

【用法】佐餐食用。

【功效】补骨、补钙。

26．肉末焖大白菜

【原料】大白菜 400 克，鸡腿菇、牛肉各 50 克，食用植物油、青椒、红椒、姜、食盐、清汤、糖、水淀粉各适量。

【制法】将大白菜洗净，切成条；青椒、红椒、鸡腿菇、牛肉均切成粒；姜切末。烧锅置火上，加适量清水煮沸，下入大白菜条烫至软，捞起沥干水分。烧锅加入适量食用植物油烧热，下入姜末、鸡腿菇粒、青椒粒、红椒粒、牛肉粒炒香。下入大白菜条，添清汤，加食盐、糖调味，用中火焖熟。水淀粉勾芡，出锅装盘即可。

【用法】佐餐食用。

【功效】补充维生素 C 和锌。

27．焖油菜心

【原料】油菜心 500 克，猪瘦肉 60 克，竹笋 30 克、鲜香菇 15 克，食用植物油、酱油、食盐、香油、料酒各适量。

【制法】将油菜心摘去老叶，取其菜心，用刀切除老根，切段；猪瘦肉洗净，切片；香菇、竹笋洗净，切片。锅置大火上，倒入食用植物油烧热，下入油菜心段，滑至变色转软时，捞起沥干油。炒锅内加入食用植物油烧热，倒入肉片，炒至断生，倒入香菇片、笋片翻炒，放入油菜心，加入料酒、酱油、糖、食盐、清水，沸后改用小火加盖焖烧片刻即可。

【用法】佐餐食用。

【功效】壮骨补钙。

28. 杜仲炖猪排

【原料】杜仲15克，猪排骨1000克，葱、生姜各适量。

【制法】将杜仲洗净切片；葱挽结，生姜拍碎，排骨洗净斩成寸块；将杜仲、排骨放入砂锅内大火烧沸，撇除浮沫加入生姜、葱，改小火炖至肉熟烂即成。

【用法】吃肉喝汤，吃时在汤中滴几滴醋。

【功效】壮腰，补钙。

29. 酥焖鲫鱼

【原料】鲫鱼800克，海带、胡萝卜各50克，咸菜、葱、姜、蒜各20克，料酒、醋各30毫升，花椒、大料各5克，酱油、糖、食盐各10克。

【制法】海带切段再卷成小卷；咸菜和胡萝卜分别切成厚片；葱切段、姜切片、蒜切末。取铁锅，锅底码放好咸菜片和胡萝卜片，葱、姜、蒜撒在上面，再摆上鱼。放一层卷好的海带卷，加花椒、大料、酱油、糖、料酒、醋和食盐，倒适量水没过鱼即可。反扣一个盘子压在鱼上，大火烧开后改小火焖1小时即可。

【用法】佐餐食用。

【功效】补充蛋白质、维生素A、B族维生素、钙、镁、锌、硒等。

30. 芥蓝腰果炒香菇

【原料】芥蓝200克，香菇200克，腰果50克，红辣椒、蒜、食盐、糖、食用植物油、水淀粉、香油各适量。

【制法】将红辣椒洗净，切圈；将芥蓝改成花状，串上红辣椒圈；芥蓝、香菇分别氽水；腰果炸熟。锅下食用植物油烧热，将辣椒圈、芥蓝、香菇、腰果入锅中翻炒，入蒜片、食盐、糖炒匀，用水淀粉勾芡，淋香油出锅即成。

【用法】佐餐食用。

【功效】补充维生素 D，利于血钙平衡、骨骼钙化。

31. 杜仲炒腰花

【原料】炙杜仲 12 克，猪腰 250 克，花椒、葱、生姜、料酒、豆粉、食盐、白糖、食用植物油适量。

【制法】将炙杜仲放锅内，加适量清水熬成 50 毫升药液，猪腰对剖两片，除去腰臊筋膜，切成腰花，葱切成细花，生姜切成片；将杜仲药液加料酒、豆粉、食盐、白糖拌入腰花内拌匀；炒锅置旺火上，倒入橄榄油或山茶油烧至八成熟，放入花椒稍炒，投入腰花快速炒散，放入葱花、姜片、蒜米、酱油炒匀即成。

【用法】佐餐食用。

【功效】壮腰膝，降血压。

32. 醋熘白菜

【原料】白菜 500 克，食盐 3 克，酱油 5 毫升，醋 10 毫升，干红椒 5 克，香油 5 毫升，水淀粉、糖、葱、食用植物油各适量。

【制法】将白菜洗净，从中间切开，然后将刀倾斜 30°将白菜片成薄片；葱切片；干红椒洗净，剪块。锅中倒入食用植物油，烧至五成热，放入干红椒块，爆出香味后放入葱，随后倒入白菜片翻炒 1 分钟。依次放入醋、酱油、糖、食盐，翻炒 3 分钟，待白菜出汤后，用水淀粉勾芡，淋入香油，翻炒几下即可装盘。

【用法】佐餐食用。

【功效】补充维生素 C 和锌。

33. 葱烧黑木耳

【原料】黑木耳 30 克，大葱、食盐、酱油、淀粉、食用植物油各适量。

【制法】黑木耳泡发，放入沸水中余熟；大葱择洗干净，切成细丝。锅中倒入食用植物油烧热，放入葱丝，炒出香味，加入烫好的黑木耳，翻炒几下。再加入酱油和食盐，出锅前淋入水淀粉勾芡即可。

【用法】佐餐食用。

【功效】补充钙、磷，清理消化道，清胃涤肠。

34．枸杞肉丝

【原料】枸杞100克，瘦猪肉100克，青笋100克，橄榄油30克，豆粉、食盐、白糖、料酒、芝麻油适量。

【制法】将瘦猪肉洗净切成丝拌豆粉和匀，青笋去皮洗净，切成丝，枸杞洗净；将锅中橄榄油烧热。放入肉丝炒散，加入酱油、青笋，炒熟后加入食盐、白糖、料酒各少许，搅匀，放入枸杞翻炒几下，淋入芝麻油即成。

【用法】佐餐食用。

【功效】补钙壮骨。

35．萝卜干焖黄豆

【原料】黄豆500克，萝卜干200克，食用植物油50毫升，酱油、糖、食盐、料酒各适量。

【制法】萝卜干洗净，切方丁；黄豆洗净泡软。炒锅置火上，加入适量食用植物油烧热，下入萝卜干丁，煸炒1分钟后盛入盘内。另起锅，加入适量食用植物油烧热，下入黄豆煸炒，加料酒，再加食盐、酱油、糖焖熟，加萝卜干调味。出锅装盘即可。

【用法】佐餐食用。

【功效】补充钙、铁、硝，增强人体的免疫力，预防骨质疏松。

36．鸡蛋炒韭菜

【原料】韭菜400克，鸡蛋200克，姜、香油、食盐、食用植物油各适量。

【制法】将韭菜摘去老梗，切成段；姜洗净，切丝；将鸡蛋打进碗里搅碎，拌上姜丝。将炒锅置火上，加入适量食用植物油烧热，下入鸡蛋，待鸡蛋表面微微焦。倒入韭菜翻炒至九成熟，加食盐调味，出锅装盘即可。

【用法】佐餐食用。

【功效】补钙强身。

37. 香菇炒栗子

【原料】水发香菇 250 克，栗子肉 100 克，鸡蛋 1 个，葱、姜、蒜、干豆粉、橄榄油适量。

【制法】将香菇、栗子肉、姜、葱、蒜洗净，葱切成节，香菇、栗子、姜、蒜均切成片；将栗片入开水锅，煮至六成熟，捞出沥去水，将香菇片装入碗内，加鸡蛋和干豆粉拌匀；炒锅置中火，倒入橄榄油烧至六成热，下香菇片、栗子片、调料合炒几下，加汤烧开，勾薄芡即成。

【用法】佐餐食用。

【功效】壮腰膝，强筋骨。

38. 萝卜蒸菜

【原料】萝卜 500 克，米粉 50 克，酱油、香油、葱、食盐、姜各适量。

【制法】萝卜去皮，洗净，切丝；葱、姜洗净，均切末。米粉、姜末、食盐和萝卜丝一起放在碗中拌匀。拌好的萝卜丝放进锅内蒸 15 分钟。萝卜从锅中取出后，加入葱末、酱油、香油调匀即可。

【用法】佐餐食用。

【功效】补充钙、铁、磷，增强人体的免疫力，预防骨质疏松。

39. 番茄炒鸡蛋

【原料】番茄 300 克，鸡蛋 150 克，食用植物油、食盐、糖各适量。

【制法】将番茄洗净，切成块；将鸡蛋磕入碗中，加食盐打匀。将炒锅置火上，加入适量食用植物油烧热，倒入鸡蛋液，凝固时，用炒勺从鸡蛋的边缘轻轻进入，将鸡蛋翻过来，煎一下，等两面的颜色都呈现金黄色时，取出。下入番茄块，翻炒几下，加鸡蛋、食盐、糖，翻炒几下，出锅装盘即可。

【用法】佐餐食用。

【功效】预防骨质疏松。

40. 鸡汁萝卜

【原料】萝卜 80 克，浓鸡汤 50 毫升，食盐、食用植物油各适量。

【制法】萝卜洗净，去皮，切成圆片，稍氽水后捞出，放入碟子里。将食盐、浓鸡汤、食用植物油调匀后淋在萝卜片上。锅烧开水后将萝卜放入锅内蒸约 10 分钟即可。

【用法】佐餐食用。

【功效】补充钙、铁、磷，增强人体的免疫力，预防骨质疏松。

四、汤肴类高钙食疗方

41. 冬瓜海带排骨汤

【原料】猪排骨 500 克，水发海带结 150 克，冬瓜 150 克，葱结、姜片、食盐、白糖、料酒、食用植物油各适量。

【制法】猪排骨剁成小段。冬瓜切片。将排骨放入炖锅中，加适量清水煮沸，加生姜、葱、料酒煮至排骨八成熟时，投入海带继续爆至排骨将熟透，投入冬瓜，加食盐、白糖、食用植物油，小火煨约 6 分钟。

【用法】佐餐食用。

【功效】强身壮骨。

42. 苋菜骨头汤

【原料】新鲜红苋菜 250 克，猪棒子骨 1000 克。

【制法】将猪棒子骨捶破，加清水 2000 毫升，大火煮沸后，改小火炖 2 小时，去骨留汤；将苋菜洗净，放入汤中，加少许调料即成。

【用法】佐餐食用。

【功效】补钙壮骨。

43. 南瓜红枣排骨汤

【原料】南瓜 500 克，红枣 50 克，猪排骨 300 克，猪脊骨 200 克，猪瘦肉 150 克，老姜、食盐各 5 克。

【制法】将猪排骨、猪脊骨、猪瘦肉斩件；红枣洗净；老姜洗净，切片；南瓜去皮，切块。砂锅内放适量清水煮沸，放入猪排骨、猪脊骨、猪瘦肉余去血沫，倒出，用温水洗净。用砂锅装水，用大火煮沸后，放入猪排骨、猪脊骨、猪瘦肉、南瓜、红枣、老姜片，煲 2 小时，调入食盐即可食用。

【用法】佐餐食用。

【功效】补充钙、铁，调节人体代谢，增强机体免疫力。

44. 花生凤爪汤

【原料】花生 100 克，鸡爪 150 克，姜片、食盐、食用植物油、胡椒粉、料酒各适量。

【制法】将花生用温水泡软，洗净沥干水分；新鲜鸡爪用沸水煮透，脱去黄皮，斩去爪尖，洗净备用。将锅上火烧热，加食用植物油，放入鸡爪煸炒，再下姜片，加入适量清水，放食盐、料酒。用大火煮沸 10 分钟，放入花生仁，再煮 10 分钟，改用中火，撇去浮沫，待鸡爪、花生熟透时，撒上胡椒粉，起锅即可。

【用法】佐餐食用。

【功效】滋阴养血，强筋健骨。

45. 黄芪白术猪骨汤

【原料】猪骨 500 克，黄芪、白术各 15 克，丁香 1 克、醋半茶匙。

【制法】将猪骨斩成段和药物洗净放入砂锅内；加适量清水，大火浇沸，去浮沫，改用文火炖 2 小时以上即可。

【用法】佐餐食用。

【功效】补气固表，健脾燥湿。

46. 红枣枸杞子黄鳝汤

【原料】红枣 10 克，枸杞子 5 克，黄鳝 300 克，猪瘦肉 200 克，猪脊骨 200 克，姜 10 克，党参 10 克，食盐 6 克。

【制法】将黄鳝去头、肠杂，剖好，洗净；猪瘦肉，猪脊骨斩件；

姜去皮、切片；红枣、枸杞子、党参洗净。砂锅内放适量清水煮沸，放猪脊骨、猪瘦肉、黄鳝余去血沫、洗净。砂锅内放入黄鳝、猪瘦肉、猪脊骨、姜片、红枣、枸杞子、党参，加入适量清水，煲 2 小时，调入食盐即可食用。

【用法】佐餐食用。

【功效】补充钙、铁，调节人体代谢，增强免疫力。

47. 木瓜苹果炖鸡汤

【原料】苹果 200 克，鸡肉 450 克，猪瘦肉 100 克，木瓜 100 克，雪梨 100 克，猴头菇 50 克，姜 5 克，葱 5 克，食盐 5 克，4 克。

【制法】将鸡肉洗净，切块；苹果、雪梨洗净，切开；木瓜去皮、籽，切大块；将猴头菇洗净，切块。砂锅内加适量清水，放入鸡块、猪瘦肉，大火煮沸，除去血沫，倒出，用温水洗净。把鸡块、猪瘦肉、雪梨、苹果、木瓜、猴头菇、姜、葱放入炖盅内，加入适量清水，炖 2.5 小时，调入食盐即可。

【用法】佐餐食用。

【功效】补充多种维生素、钙等。

48. 猪脊菠菜汤

【原料】猪脊骨 500 克，菠菜 250 克。

【制法】将脊骨斩件，加清水大火烧沸，打去浮沫；改文火熬成浓汤，加入洗净切成段的菠菜，稍煮即可。

【用法】佐餐食用。

【功效】补髓益脑，补钙壮骨。

49. 苹果山斑鱼汤

【原料】山斑鱼 500 克，苹果 200 克，猪脊骨 300 克，猪瘦肉 200 克，姜、甜杏仁、苦杏仁各 10 克，食盐 5 克，食用植物油适量。

【制法】猪脊骨、猪瘦肉洗净，斩件；苹果洗净，去核，斩件；山斑鱼剖洗干净。砂锅内放适量清水煮沸，放猪脊骨、猪瘦肉余去血沫，倒出，用温水洗净；山斑鱼入五成热的油锅中煎至黄色。用砂锅装适量清水，大火煲沸，放入苹果、猪脊骨、猪瘦肉、山斑鱼、姜、甜杏仁、苦杏仁，中火煲 1 小时，调入食盐即可食用。

【用法】佐餐食用。

【功效】补充钙、维生素 A、维生素 C、维生素 E。

50. 红枣乌鸡汤

【原料】乌鸡 500 克，猪瘦肉 100 克，鸡爪 100 克，红枣 20 克，枸杞子 5 克，老姜 3 克，葱段 3 克，党参 3 克，食盐适量。

【制法】将乌鸡洗净；猪瘦肉洗净，切块；鸡爪洗净，切段；红枣、枸杞子洗净。锅内放适量清水煮沸，放入乌鸡、猪瘦肉、鸡爪汆去血沫，倒出，用温水洗净。将乌鸡、猪瘦肉、红枣、鸡爪、党参、枸杞子、姜、葱放入炖盅内，加入适量清水炖 2 小时，调入食盐即可。

【用法】佐餐食用。

【功效】壮骨补钙。